MANUAL PRÁCTICO PARA EL PACIENTE CON DIABETES TIPO II

Colección Aprender

Miami, Ediciones Universal, 2010

JULIO C. PITA JR., M.D.

MANUAL PRÁCTICO PARA EL PACIENTE CON DIABETES TIPO II

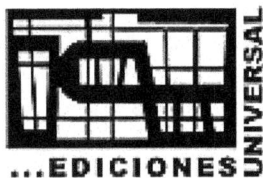

...EDICIONES UNIVERSAL

———

Primera edición, 2010
Primera reimpresión, 2014

EDICIONES UNIVERSAL
P.O. Box 450353 (Shenandoah Station)
Miami, FL 33245-0353. USA
Tel: (305) 642-3234 Fax: (305) 642-7978
e-mail: ediciones@ediciones.com
http://www.ediciones.com

Library of Congress Catalog Card No.: 2010909609
ISBN-10: 1-59388-205-x
ISBN-13: 978-1-59388-205-1

Diseño de la cubierta: Luis García Fresquet

DEDICATORIA:

A mi esposa, hijos y nietos.

A todos mis pacientes con diabetes que han servido de inspiración para este manual

Quiero dar reconocimiento y agradecimiento a Anita Geller y Giannina Amato que brindaron su talento y esfuerzo en el diseño de las figuras en este manual.

ÍNDICE

INTRODUCCIÓN

Este manual sumariza la experiencia que he acumulado a través de treinta y cinco años de tratar a Hispanos (latinos) con diabetes. El propósito de este manual es darle una guía simple al diabético Hispano para manejar su diabetes y prevenir las posibles consecuencias de esta enfermedad. Como siempre les digo a mis pacientes, para triunfar en el manejo de la diabetes el médico y su paciente tienen que actuar en cooperación. Es como un bote donde el paciente y el médico remaran cada uno por su lado. A menos que remen juntos, el bote sólo dará vueltas en el mismo lugar. El gol es llevarlo como paciente a un control de su enfermedad que le dará una salud igual que si nunca hubiera tenido diabetes. Es decir, queremos que su cuerpo nunca se entere que Ud. tiene diabetes.

Trato en este manual de educar al paciente en las causas de la diabetes y en las características que hacen al latino más propenso a desarrollar este desorden. Pero principalmente, les enfatizaré los seis factores que son clave para controlar y evitar las complicaciones de la diabetes. Para triunfar en este plan hace falta disciplina y la habilidad de cambiar hábitos dañinos que hemos adquirido a través de los años.

Si Ud. como paciente logra seguir estos simples pasos, su esfuerzo será recompensado con una vida completa de salud y bienestar.

Definiciones

«Diabetes» quiere decir en latín «mucha orina». En realidad hay dos desórdenes médicos que se presentan con mucha orina: Diabetes Mellitus y Diabetes Insipidus. Estos dos desórdenes fueron identificados por médicos en la Edad Media cuando probaban la orina de un paciente que se presentaba con el síntoma de mucho orinar. Si la orina

era azucarada le llamaban a la enfermedad Diabetes Mellitus, y si la
orina no sabía a nada, Diabetes Insipidus.

Hoy en día Gracias a Dios no hay que probar la orina para hacer
diagnósticos. La Diabetes Insipidus es una enfermedad rara en la que
hay una producción o acción impedida de la hormona antidiurética que
se produce en una glándula endocrina (glándula pituitaria) en la base
del cerebro. La Diabetes Mellitus es un desorden común en la producción o acción de la hormona INSULINA que se produce en unas
secciones del páncreas que se llaman Islotes de Langerhans y específicamente en las células beta de los Islotes (Fig. 1). Debido a que la
Diabetes Mellitus tiene una alta prevalencia en la población general,
hoy en día cuando hablamos de Diabetes, queremos decir Diabetes
Mellitus. En este manual vamos sólo a tratar con la Diabetes Mellitus
y específicamente, como veremos, con la Diabetes Mellitus Tipo II.

FIGURA 1

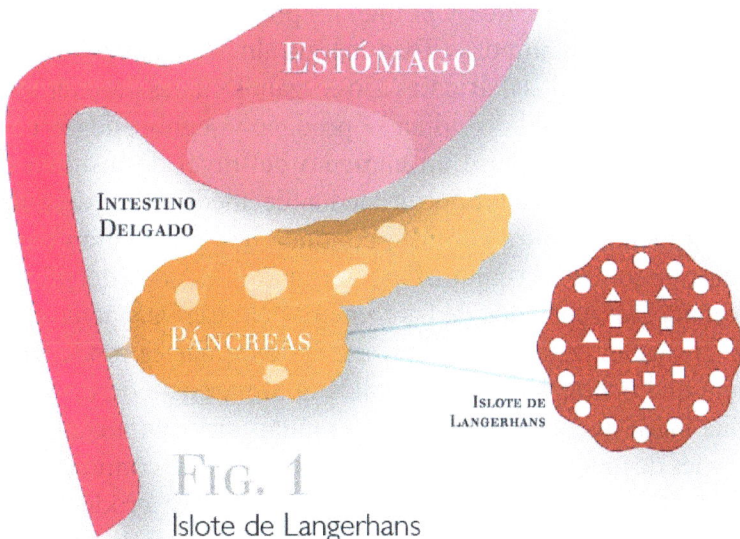

ESTÓMAGO

INTESTINO
DELGADO

PÁNCREAS

ISLOTE DE
LANGERHANS

FIG. 1

Islote de Langerhans

● **células alfa** - producen glucagón
▲ **células beta** - producen amylin e insulina
■ **células delta** - producen somatostatina

Fisiología Normal

En la persona normal la insulina y otras hormonas controlan los niveles de azúcar en límites normales (Fig. 2). Se teoriza que la insulina apareció a través de la evolución para permitir a los organismos ingerir alimentos y poner en reserva los carbohidratos, proteínas y grasas derivados de los alimentos ingeridos. Esto permitió que los organismos no tuvieran que estar constantemente ingiriendo alimentos. De manera que cuando ingerimos los alimentos se produce insulina y esta hormona propicia que se almacenen los carbohidratos como glicógeno en los músculos y el hígado, proteínas en los músculos y grasas en las células adiposas. Esta energía almacenada se utiliza entre comidas para suplir los nutrientes a los órganos vitales del cuerpo (Fig. 3). Cuando comemos la insulina se produce y segrega de las células beta del páncreas y ocurre un aumento del nivel de insulina en la sangre con un pico máximo alrededor de media hora después de ingerir alimentos. Entre comidas continúa una producción basal de insulina que controla la cantidad de azúcar que se deriva del glicógeno almacenado, aminoácidos de las proteínas en reserva y ácidos grasos de las grasas en las células adiposas. Es decir que la producción de insulina que ocurre al comer propicia el almacenaje de reserva y la insulina basal que se produce entre comidas sirve para controlar las cantidades de nutrientes que el cuerpo necesita entre comidas (Fig. 3). La producción de insulina al ingerir alimentos se produce bajo la acción de múltiples estimulantes incluyendo el nivel de azúcar en la sangre, estimulación del sistema nervioso adrenérgico y también bajo la acción de hormonas intestinales (incretinas) y pancreáticas (amilyn) que también se producen cuando comemos (Fig. 4). El sistema es complicado y no es el propósito de este manual que el lector entienda todas las interacciones hormonales, sino que comprenda que el cuerpo utiliza múltiples sistemas hormonales para mantener un nivel normal de azúcar o glucosa en la sangre.

FIGURA 2

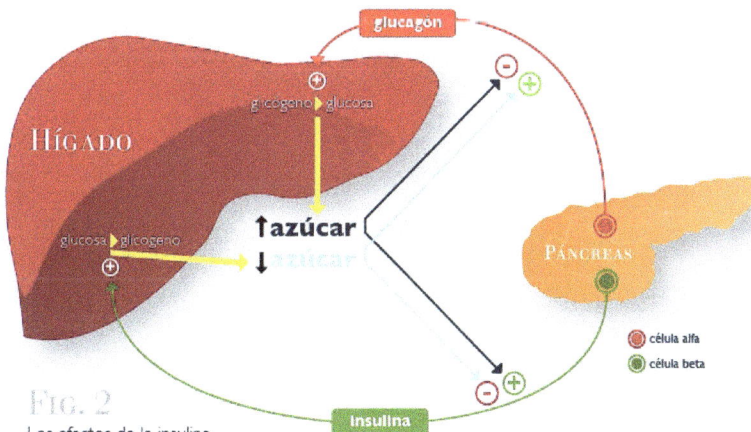

Fig. 2
Los efectos de la insulina
y el glucagón para regular
el nivel de azúcar.

FIGURA 3

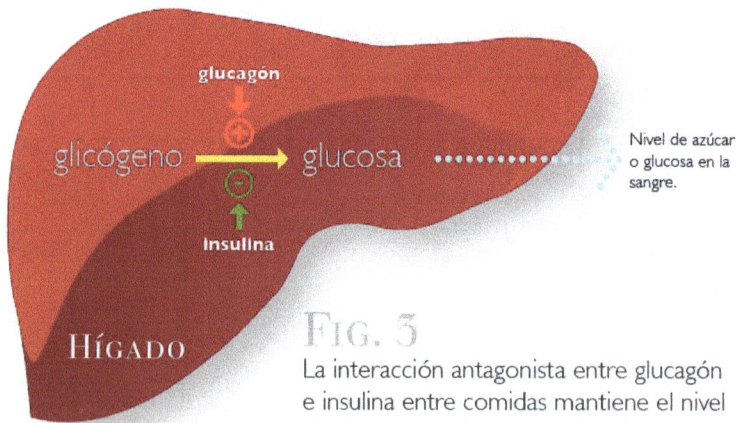

FIG. 3

La interacción antagonista entre glucagón e insulina entre comidas mantiene el nivel de glucosa o azúcar normal en la sangre.

FIGURA 4

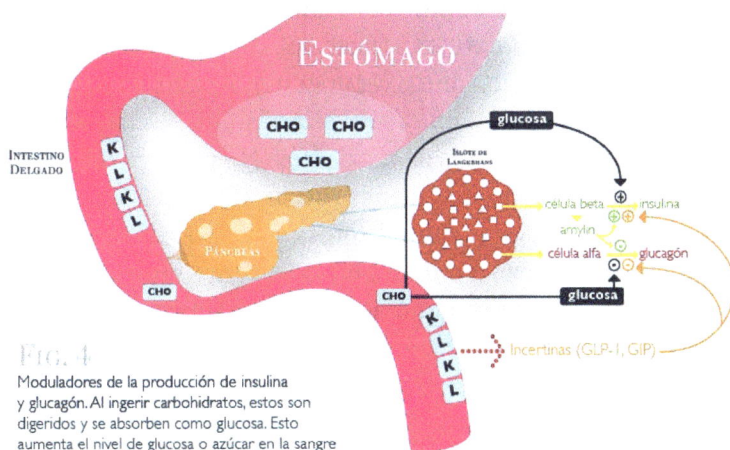

Fig. 4

Moduladores de la producción de insulina y glucagón. Al ingerir carbohidratos, estos son digeridos y se absorben como glucosa. Esto aumenta el nivel de glucosa o azúcar en la sangre y el aumento de azúcar inhibe la producción de glucagón y estimula la producción de insulina y amylin. Al mismo tiempo, los carbohidratos estimulan en el intestino a las células K y L a producir incretinas y estas a su vez modulan la producción de glucagón e insulina. Como resultado del efecto complejo de estos factores, el azúcar vuelve a un estado normal.

CHO carbohidratos ingeridos

K L células intestinales: producen incretinas al exponerse a CHO

Aunque la insulina es la hormona principal que controla el nivel de azúcar en la sangre, como hemos visto, hay otras hormonas que también participan como las ya mencionadas incretinas, una hormona pancreática llamada amilyn y una hormona producida por las células alfa del páncreas llamada glucagón (Fig. 3). La hormona glucagón es de particular interés ya que tiene una acción antagonista a la insulina aumentando la producción de glucosa de las reservas de glicógeno. Es decir, cuando comemos no sólo aumenta la insulina sino también se reduce la producción de glucagón y esto permite almacenar reserva como ya hemos discutido. Entre comidas la acción de glucagón propicia que se produzca glucosa o azúcar del glicógeno almacenado y la insulina frena esa producción así estableciendo un balance que mantiene el azúcar en la sangre en un nivel normal y los órganos vitales reciben la cantidad adecuada de nutrientes. No es sorprendente entonces que si hay una disminución en la producción o acción de la insulina y/o un aumento en los niveles de glucagón, esto causaría un aumento anormal en el azúcar o glucosa en la sangre lo mismo después de comer como también entre comidas. Esto es exactamente lo que ocurre en la Diabetes Mellitus. En adición, falta de producción o acción de insulina causa que se produzca un aumento de ácidos libres grasos (Free Fatty Acids o FFA) derivados de la grasa almacenada en las células adiposas.

Diabetes Mellitus

La Diabetes es un desorden en el manejo de la glucosa en el cuerpo causado principalmente por una deficiencia en la producción y/o acción de la hormona insulina. En la Diabetes Tipo I ocurre una destrucción auto-immunológica relativamente rápida de las células beta en el páncreas que producen insulina y, por lo tanto, casi todos los pacientes que tienen Diabetes Tipo I se presentan con síntomas agudos y necesitan reemplazar la insulina inmediatamente y permanentemente para controlar el azúcar. Aunque la Diabetes Tipo I usualmente ocurre en personas jóvenes (menores de 40 años), puede aparecer a cualquier edad. La Diabetes Tipo I afecta a alrededor de un 10% de los pacientes con Diabetes. En este manual no vamos a discutir la Diabetes Tipo I y nos vamos a concentrar en la Diabetes Tipo II.

La Diabetes Tipo II, que afecta al 90% de los pacientes con diabetes, es un desorden en el cual hay un defecto en la producción de insulina en combinacion con un defecto en la acción de la insulina, es decir hay una menor producción de insulina y una resistencia a la acción de la insulina. Los dos defectos de la Diabetes Tipo II tienen un componente significativo genético, al punto que una persona que tiene una historia familiar de Diabetes Tipo II en sus dos padres es considerado pre-diabético y tiene gran posibilidad de desarrollar la enfermedad. La resistencia a la insulina aparece primero y causa que el paciente pre-diabético tenga que producir un exceso de insulina para compensar este defecto y en esa forma mantener su azúcar controlada (Fig. 5). Es decir, que si vamos a identificar a una persona con el azúcar normal que tiene propensión futura a la Diabetes Tipo II, hay que medir el nivel de insulina en la sangre. Si el nivel de insulina en la sangre está aumentado aunque el valor de azúcar esté normal, ese paciente tiene resistencia a la insulina y tiene un riesgo significativamente mayor de desarrollar Diabetes Tipo II en el futuro. Este riesgo aumentado puede prevenirse si el paciente toma medidas inmediatas. Quizás la medida más importante es perder peso siguiendo una dieta baja en calorías y aumentando el ejercicio para llegar al peso ideal. Algunos estudios de prevención de diabetes Tipo II han demostrado que el pre-diabético puede evitar la transición a la diabetes hasta en un 80% siguiendo una dieta estricta, siguiendo un plan de ejercicio y disminuyendo de peso al peso ideal para esa persona. También algunos medicamentos como la metformina y las thiazolidinas es posible que ayuden a prevenir esta transición. Ya hablaremos más de esto en los capítulos futuros de la dieta y de medicinas para el control del azúcar.

FIGURA 5

DIABETES TIPO II

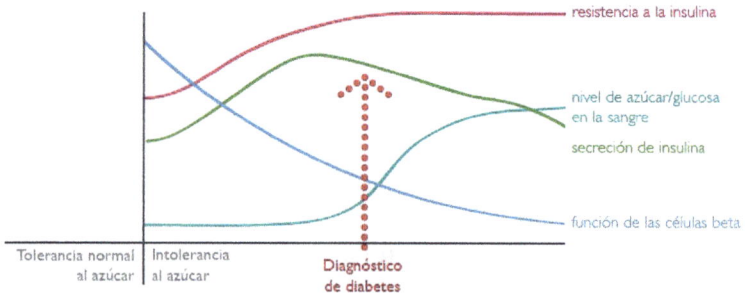

FIG. 5

El diagnóstico de la diabetes tipo II ocurre cuando el azúcar en la sangre aumenta debido a una disminución en la producción de insulina en presencia de una resistencia existente a la insulina. En el momento del diagnóstico se estima que las células beta han disminuído en un 50-80%.

La disminución de la producción de insulina ocurre lentamente en la persona con pre-Diabetes Tipo II y aunque la causa no está bien establecida tiene un componente genético (al igual que la resistencia a la acción de la insulina) y también un componente ambiental posiblemente asociado en parte con elevaciones del azúcar no fácilmente detectadas. Estos dos factores van destruyendo lentamente la producción de insulina de las células beta del páncreas a través de los años. Una vez que el páncreas no puede producir suficiente insulina para compensar la existente resistencia a la acción de la insulina, el azúcar empieza a subir y el paciente se diagnostica con Diabetes Tipo II (Fig. 5). Se estima que en el momento del diagnóstico de la Diabetes Tipo II la reserva de insulina ha disminuido en un 50-80%. Además debido a que los síntomas de la Diabetes Tipo II (Tabla 1) son muchas veces leves y de un aparecer muy lento e insidioso, la mayoría de los pacientes han tenido la diabetes Tipo II por un promedio de cinco años en el momento del diagnóstico. No infrecuentemente la persona es diagnosticada con Diabetes Tipo II al hacerse análisis rutinarios sin haber notado ningún síntoma. Es también de interés que temprano en el curso de la Diabetes Tipo II, todavía el nivel de insulina sanguíneo puede estar alto comparado con una persona normal sin resistencia a la insulina, pero el nivel de insulina ya no es suficiente para mantener el azúcar controlado en presencia de la existente resistencia a la insulina. Es decir, la reducción en la reserva de producción de insulina ha causado una deficiencia relativa a la resistencia existente (Fig. 5). Por ejemplo, si el nivel normal de insulina es 20 mIu/ml, un paciente con una resistencia a la insulina severa a lo mejor tiene que aumentar su producción de insulina a 100mIu/ml para mantener su azúcar normal siguiendo una dieta sin restricciones. En cuanto no pueda mantener la producción de insulina a ese nivel de 100 mIu/ml, el azúcar va a subir y va a desarrollar diabetes. Por ejemplo, si el nivel se reduce a 70 mIu/ml que es significativamente mayor del nivel normal de 20 mIu/ml, ya ese nivel no es suficiente en presencia de la resistencia a la acción de la insulina y, por lo tanto, el azúcar va a subir por encima del nivel normal y el paciente va a desarrollar Diabetes Tipo II.

El diagnóstico de la Diabetes Tipo II es bien simple (Tabla 2). Un azúcar en el plasma mayor de 126 mg./dl(7 mmol/l) después de un ayuno de 8 horas o un azúcar en el plasma por encima de 200 mg./dl (11.1 nmol/l) a cualquier hora es considerado como diagnóstico de diabetes. Si el médico le hace una curva de tolerancia al azúcar con 50g de glucola entonces un azúcar plasmática en ayunas de 126 mg./dl o dos horas después de la glucola de 200 mg./dl es diagnóstico de diabetes. En realidad la curva de tolerancia no es necesaria para el diagnóstico y el diagnóstico se puede hacer con los parámetros descritos de azúcar en ayunas o a cualquier hora. La persona se considera pre-diabética si tiene su azúcar plasmática en ayunas entre 110-126 mg./dl aunque cuando los valores empienzan a dar por encima de 100mg./dl ya nos empezamos a preocupar de una tendencia a la diabetes. También la presencia de exceso de insulina en una persona saludable aunque los niveles de azúcar estén normales se considera como altamente sugestivo de pre-diabetes. La producción de insulina se puede medir directamente haciendo un análisis del nivel de azúcar e insulina en ayunas y dos horas después de ingerir alimentos También se puede medir analizando en la sangre el nivel del péptido-C que segregan las células beta del páncreas cuando producen insulina. Es decir, que las células beta al producir cada molécula de insulina segrega también una molécula de péptido-C, y, por lo tanto, la medida del péptido-C en la sangre mide indirectamente la producción de insulina. Debido a que la medicina avanza hacia una estrategia preventiva, el identificar aquellas personas con propensión a la diabetes antes de que desarrollen la enfermedad, va a ser cada vez más importante en la prevención de la Diabetes Tipo II.

Tabla 1
Síntomas iniciales de la Diabetes Tipo II
1) Aumento en frecuencia urinaria
2) Nublazón o vista borrosa
3) Falta de energía y cansancio excesivo
4) Mareos
5) Aumento de sed y de tomar líquidos
6) Avidez por comer dulces
7) Pérdida de peso (Poco común al principio)
8) Frecuentemente se presenta sin síntomas

Tabla 2

Diagnóstico de Diabetes Tipo II

1) Nivel de glucosa en el plasma en ayunas

    a) Menos de 110 mg./dl   NORMAL
    b) Entre 110-126 mg./dl   PRE-DIABETES
    c) Más de 126 mg./dl   DIABETES

2) Nivel de glucosa en el plasma en cualquier momento por encima de 200 mg./dl.

¿Qué pacientes deben ser evaluados para saber si tienen Diabetes Tipo II? Toda persona que tiene más de 45 años sobre todo si está con sobrepeso (10% por encima de su peso ideal o un BMI[1] mayor de 25kg/m^2.) debe ser evaluado para Diabetes Tipo II. Pero de más importancia para nosotros los latinos (Hispanos) es que todo latino de cualquier edad o peso debe de evaluarse. Otros factores que aumentan el riesgo en adición al peso y etnicidad, incluyen personas con historia familiar cercana de diabetes, mujeres que han tenido diabetes gestacional (durante el embarazo) o han tenido bebés de más de 9lbs. al nacer, personas con presión alta, un colesterol HDL por debajo de 35 mg./dl o triglicéridos por encima de 250 mg./dl, personas con enfermedad

---

[1] BMI (Indice de masa basal) = peso en kg / (altura en metros)^2 = peso en lbs. x 703 / (altura en pulgadas)^2.

coronaria del corazón, mujeres con el síndrome ovárico poliquístico, etc. (ver Tabla 3)

TABLA 3

Personas con propensión a la Diabetes Tipo II

1) Personas con obesidad central (BMI > 25 Kg/m^2)
2) Etnicidad Latina, Afro-Americana, India Nativa de América
3) Historia familiar de Diabetes Tipo II
4) Historia de diabetes gestacional
5) Personas con hipertensión (presión alta)
6) Personas con triglicéridos elevados (>150 mg./dl) y/o colesterol HDL < 35 mg./dl)
7) Personas con enfermedad coronaria
8) Mujeres con el síndrome ovárico poliquístico

El Azúcar Alta y la Sobreglicosilación o «Sobreazucaración» de las proteínas (Enfermedad Microvascular)

¿Por qué es mala el azúcar alta? El azúcar (glucosa) que circula en la sangre se une químicamente a las proteínas del cuerpo en un proceso que se llama glicosilación. Simplísticamente podemos pensar que muchas proteínas del cuerpo se «azucaron». Cuando el azúcar está normal, el por ciento de glicosilación o «azucaración» de las proteínas es normal y las proteínas mantienen una estructura normal. Sin embargo cuando el azúcar en la sangre se mantiene alta como sucede en la diabetes descontrolada ocurre una sobre-glicosilación o sobre-«azucaración» de las proteínas y esto causa un cambio dañino a la estructura nomal de las proteínas del cuerpo.

Muchas proteínas del cuerpo son glicosiladas («azucaradas») por el azúcar en la sangre. Una de estas proteínas es la hemoglobina en los glóbulos rojos formando glicohemoglobina que como veremos más adelante se mide en el laboratorio como un reflejo del control crónico del azúcar en el diabético. De particular interés en este proceso de sobreglicosilación o «sobreazucaración» son las proteínas que componen la superficie interna (membrana basal) de los arteriolos y capilares (los pequeños vasos sanguíneos o microvasculatura) del cuerpo. El efecto dañino de la diabetes descontrolada con el azúcar persistentemente elevada por años, causa un sobreglicosilación de la membrana basal y como consecuencia un aumento en la porosidad de esta membrana. En adición, la presencia ya mencionada de niveles altos de grasas y específicamente de ácidos grasos libres (free fatty acids o FFA) en la sangre derivados de las células adiposas, contribuye importantemente al daño de la membrana basal y a empeorar la resistencia a la insulina. Este aumento en porosidad de la membrana basal de los arteriolos puede tener graves consecuencias en la salud del diabético. Este efecto en la microvasculatura es la causa del efecto dañino en los ojos, riñones y nervios en el diabético no controlado (Tabla 4).

OJOS

El efecto de la resistencia a la insulina y del azúcar descontrolada en la microvasculatura de los ojos causa un aumento en la porosidad de los arteriolos en la retina de los ojos y la secreción de proteínas que normalmente se quedan dentro de la sangre. Esto causa una conglomeración de proteínas en la retina que se llaman exudados y un daño a los vasos pequeños de la retina que causa debilidad de las paredes de esos vasos con formación de abultamientos llamados microaneurismos. Si este proceso prosigue puede llegar a causar sangramiento en los ojos y eventualmente una disminución de la vista y hasta ceguera. A este proceso en los ojos se llama retinopatía diabética. El diabético descontrolado también es más propenso a desarrollar cataratas y un aumento en la presión de los ojos llamado glaucoma. Es por esto que todo diabético o pre-diabético debe de hacerse un examen completo de los ojos por lo menos anualmente.

RIÑONES

El efecto dañino de la resistencia a la insulina y del azúcar descontrolada en los riñones (llamada nefropatía diabética) causa un aumento de porosidad en los arteriolos del riñón y la aparición elevada de proteínas en la orina. Esto se mide en una recolección de orina para microalbumina y debe de medirse anualmente. Si el paciente se mantiene descontrolado en el azúcar este proceso puede llevar a dañar irreversiblemente los riñones y causar insuficiencia renal. Esto puede avanzar y causar daños severos a los riñones con necesidad de diálisis crónica o de un trasplante de riñón. El aumento de la presión arterial (hipertensión) magnifica los efectos dañinos del azúcar alta en los riñones y esa es una de las razones por las cuales el control de la presión arterial y del azúcar son esenciales para la salud del diabético.

NERVIOS

El efecto dañino de la resistencia a la insulina y del azúcar alta en la microvascultura de los nervios (llamada neuropatía diabética) puede causar dolor en las extremidades y/o disminución en la sensibilidad de las piernas. Este último efecto aumenta la posibilidad de causar úlceras principalmente en las extremidades inferiores y particularmente en los pies. Si además el paciente tiene disminuida la circulación de las piernas en conjunto con el aumento en propensión a infecciones que el diabético descontrolado también tiene, esto puede conllevar a úlceras infectadas y amputación de dedos de los pies o hasta la pierna. La neuropatía diabética también puede afectar otros grupos de nervios (sistema autonómico) y causar dificultades en la motilidad del estómago e intestinos, bajas de presión al levantarse (hipotensión ortostática), y disminución de potencia sexual en el hombre.

Lo más importante de enfatizar es que todos estos efectos dañinos a la microvasculatura ocurren a través del tiempo si el diabético está descontrolado y son prevenibles con el control estricto del azúcar. Un estudio extensivo completado en 1993 (Diabetes Control and Complications Trial[2]) demostró en forma definitiva que el control del azúcar a niveles cerca de lo normal puede demorar o evitar todas las complicaciones a los ojos, nervios y riñones que hemos descrito. Es por eso que el diabético y hasta el pre-diabético deben de controlar su azúcar estrictamente lo antes posible en su enfermedad y mantenerla controlada permanentemente. Esto se logra con un médico experimentado en el control del azúcar y principalmente con un paciente educado en su enfermedad y disciplinado en cambiar hábitos dañinos.

---

[2] The Diabees Control and Complications Research Group, NEJM, 329, pp 977-986 (1993).

TABLA 4

COMPLICACIONES MICROVASCULARES DE LA DIABETES TIPO II DESCONTROLADA

1) Retinopatía (Daño a la microvasculatura de la retina)
a) No proliferativa - Microaneurismos
b) Proliferativa – Exudados, sangramiento, desprendimiento de la retina. Puede llevar a ceguera.

2) Nefropatía (Daño a la microvasculatura del riñón)
a) Microalbuminuria (Menos de 250 mg./24 hr)
b) Macroalbuminuria/ Proteinuria (Más de 250 mg./24hr)
c) Insuficiencia Renal – Puede avanzar a severa y necesitar diálisis o trasplante de riñón

3) Neuropatía (Daño a la microvasculatura y membrana basal de los nervios)
a) Neuropatía Periferal – Dolor, adormecimiento o quemazón en la extremidades
b) Neuropatía Autonómicas – Hipotensión ortostática (baja de presión al pararse), disminución en función sexual, vaciamiento lento del estómago, taquicardia, etc.

LA DIABETES TIPO II EN EL LATINO

Nosotros los latinos de descendencia hispana, aunque vengamos del Caribe, Centro o Suramérica, tenemos el doble de propensión a desarrollar la Diabetes Tipo II. Esto es debido a nuestra herencia española y la mezcla de la raza negra y en muchos países latinoamericanos de la sangre indígena de las Américas. Pero también se debe a nuestra alimentación rica en calorías y carbohidratos causando un índice alto de obesidad en nuestra población. Se estima que casi el **50% de la población latina en EEUU de 60 años o más**, tiene prediabetes o Diabetes Tipo II. Esto comparado con aproximadamente el 25 % de la población anglo de más de 60 años en EEUU. Es decir nosotros los latinos tenemos el doble chance de desarrollar Diabetes Tipo II que la población anglo de EEUU. Además la estadística indica que el latino recibe menos tratamiento para controlar la diabetes y por consecuencia desarrolla más complicaciones de la enfermedad. Es el propósito de este manual instruir al latino (Hispano) con Diabetes Tipo II y mejorar radicalmente esta estadística.

Otras razas en EEUU también tienen aumento de riesgo relativo de desarrollar Diabetes Tipo II por encima de los anglo e incluyen los afro-americanos, los indios nativos de America, los asiáticos y los de derivación del Pacífico.

Como vamos a ver la Diabetes Tipo II no aparece aislada sino es parte del síndrome cardiometabólico al cual nosotros los latinos no sorprendentemente tenemos el doble de riesgo en desarrollar. De nuevo, ya que la Diabetes Tipo II es un factor crucial en este síndrome, la prevalencia de las dos entidades es esencialmente idéntica con el 50% de latinos de más de 60 años teniendo este síndrome. ¿Pero qué es el síndrome cardiometabólico?

EL SÍNDROME CARDIOMETABÓLICO

El síndrome cardiometabólico fue descrito hace más de 100 años por el Dr. Eskil Kylin. Este síndrome resurgió en la medicina clínica en las últimas tres décadas y ha sido designado de distintas maneras incluyendo Síndrome X, Síndrome Metabólico o Síndrome Cardiometabólico. El Síndrome Cardiometabólico es muy común y envuelve a un grupo de desórdenes médicos que aparecen juntos con gran frecuencia. Este síndrome tiene como defecto central la resistencia a la insulina con pre-diabetes Tipo II o Diabetes Tipo II, en conjunto con obesidad de la parte central/superior del cuerpo, aumentando la cintura (obesidad visceral), presión alta, tendencia al ácido úrico elevado y un desorden en el manejo de las grasas en el cuerpo con un aumento de los triglicéridos, una disminución del colesterol «bueno» HDL con o sin elevación del colesterol total o el colesterol «malo» LDL. (Tabla 5). No sabemos si hay una causa genética común que aglomere a estos desórdenes en un grupo. La resistencia a la insulina ha sido propuesta como la causa inicial de todos los desórdenes de este síndrome. Sin embargo, la obesidad visceral es un factor clave ya que todos los otros componentes de este síndrome desaparecen o mejoran radicalmente si el paciente con el Síndrome Cardiometabólico pierde significativamente de peso.

El Síndrome Cardiometabólico conlleva un aumento muy significativo en riesgo de enfemedad arteriosclerótica de las arterias grandes y principales del cuerpo incluyendo las coronorias que suplen al corazón, las arterias carotideas e intracerebrales que le llevan sangre al cerebro y las arterias aorta, iliacas, femorales y popliteas que le llevan sangre a las piernas. El paciente con el Síndrome Cardiometabólico descontrolado tiene más del doble de chance de sufir un ataque al corazón (infarto cardiaco), un «stroke» o evento cerebrovascular, una oclusion de las arterias de las piernas causando dolor al caminar (claudicación) con un aumento en la posibilidad de necesitar amputación de dedos del pie o piernas. Se estima que un paciente descontrolado con el Síndrome Cardiometabólico tiene el mismo riesgo de tener un infarto cardiaco que una persona sin el síndrome que ya tuvo un infarto. El Síndrome Cardiometabólico es responsable de un por ciento muy alto de los infartos cardiacos y eventos cerebrovasculares en EEUU. Este aumento de riesgo de arteriosclerosis en las arterias grandes le llamamos enfermedad macrovascular de arterias grandes para contrastar con la enfermedad microvascular de arterias pequeñas (retinopatía, neuropatía y nefropatía diabética) también causada por la diabetes descontrolada y que ya hemos discutido.

TABLA 5

SÍNDROME CARDIOMETABÓLICO

1)   Obesidad de la parte central/superior del cuerpo; aumento en cintura (obesidad visceral)

2)   Resistencia a la acción de la insulina

3)   Propensión o presencia de presión alta

4)   Aumento en triglicéridos, disminución en colesterol HDL con o sin aumento en colesterol LDL

5)   Aumento en ácido úrico

6)   Aumento en propensión a apnea de sueño

No todas estas características tienen que estar presentes.

Dos o más de las primeras 4 son suficientes para el diagnóstico.

Ya hemos mencionado que el Síndrome Cardiometbólico es no sólo muy prevalente en la población general americana sino que aumenta con la edad y con la presencia de obesidad visceral. Además, nosotros los latinos (Hispanos) debido a herencia y tipo de dieta tenemos el doble de riesgo de desarrollar este síndrome y ya hemos dicho que la mitad de los latinos de 60 años o más tienen este síndrome. No sólo eso, sino que la prevalencia de este síndrome es casi epidémica en la juventud latina debido al aumento de la obesidad en esta población. Hace 30 años era muy raro que yo diagnosticara Diabetes Tipo II en ninguna persona menor de 40 años. Hoy en día en la población latina que veo no es raro encontrar a niños de 10-15 años de edad con Diabetes Tipo II y el Síndrome Cardiometabólico. Un signo fácil de identificar en el examen físico en algunas personas con propención a este síndrome y Diabetes Tipo II, es una de coloración negruzca y un aumento en verrugas en la base del cuello y las axilas. Estos cambios en la piel son causados por el exceso de insulina como resultado de la resistencia a la insulina y se denomina Acanthosis Nigricans.

La prevalencia del Síndrome Cardiometabólico va a continuar aumentando en las próximas décadas en EEUU debido a una población promedio cada vez más vieja, un aumento en la obesidad visceral de la población, y un aumento en el por ciento de latinos o Hispanos en la población. Hoy en día hay aproximadamente 50 millones de latinos en EEUU y es la minoría de más rápido crecimiento. Con la asociación del Síndrome Cardiometabólico con problemas coronarios, cerebrovasculares y de la circulación periferal, y el aumento en su prevalencia no es difícil concluir el impacto que este síndrome tiene en la población general, especialmente la población latina de EEUU, y el impacto correspondiente en el costo a la salud en este país. El evitar y controlar este síndrome y sus consecuencias es de absoluta urgencia para el bienestar de la población y para disminuir el rápido aumento del costo médico en EEUU.

El control de todos los componentes del Síndrome Cardiometabólico puede reducir o eliminar los riesgos microvasculares y macrovasculares de este desorden y es una prioridad altísima en el manejo da la salud de la población americana y en particular de los latinos en los EEUU.

LOS SEIS PASOS PARA MANTENER LA SALUD CON DIABETES TIPO II Y EL SÍNDROME CARDIOMETABÓLICO

En los próximos capítulos les voy a describir los seis pasos a seguir para reducir dramáticamente o eliminar los riesgos descritos. Está en sus manos y en la de su médico el evitar todos estos problemas serios. Obviamente mientras más rápido se sigan las intrucciones que les daré, más va a ser el impacto favorable en su salud. Es mucho mejor actuar en el status pre-diabético que cuando ya la persona lleva años de diabetes. Pero no importa cuando se comience, el seguir los pasos que les voy a describir va ayudarle a evitar complicaciones y a vivir una vida con salud (Tabla 6).

TABLA 6
SEIS PASOS PARA SALUD
CON DIABETES

1) Dieta y bajar a peso ideal
2) No Fumar
3) Control estricto del azúcar
4) Controlar presión arterial
5) Controlar lípidos (colesterol y triglicéridos)
6) Tomar aspirina

PASO # 1

CONTROL DEL PESO

Como ya hemos descrito, el exceso de peso y en particular la obesidad central o visceral es quizás la causa primordial de la Diabetes Tipo II y del Síndrome Cardiometabólico. No es sorprendente entonces que si el diabético o pre-diabético pierde de peso significativamente hacia su peso ideal todos los parámetros del Síndrome Cardiometabólico (resistencia a la insulina, Diabetes Tipo II, presión alta y aumento las grasas en la sangre) mejoran dramáticamente.

La Tabla 7 sumariza el rango de peso ideal para personas de distinta altura, sexo y estructura ósea. Este debe de ser el peso al cual tenemos que llegar para evitar las consecuencias de la obesidad visceral. Muchas veces el paciente diabético o pre-diabético está muy por encima de este peso ideal. La única forma de triunfar en este proceso es cambiar radical y permanentemente los hábitos alimenticios y empezar un programa de ejercicio. La dieta tiene que ser estrictamente seguida todos los días, 24 horas al día, 7 días a la semana. La dieta del diabético tiene que ser baja en carbohidratos, pero también baja en grasas. Yo no recomiendo el uso de pastillas para quitar el apetito ya que muchas de estas preparaciones son dañinas y además son una solución temporal a un problema permanente. Es decir, aunque al tomar preparaciones anorécticas para quitar el apetito Ud. pierda de peso, si no ha cambiado permanentemente sus hábitos de comer, volverá a aumentar de peso y en muchas ocasiones hasta más de lo perdido. Como yo le digo a mis pacientes «la fuerza de voluntad no viene en pastillas». No obstante lo dicho y que lo mejor es no tomar ninguna de estas pastillas, la única pastilla de bajar de peso que ocasionalmente le permito tomar a mis pacientes es el Orlistat (Xenical®) la cual inhibe la absorción de grasas. Esta pastilla puede tener un efecto secundario de diarrea grasosa sobre todo si no se restringen las grasas en la comida. Además, en estudios hechos, el peso que la persona reduce más allá de lo obtenido con la dieta solamente es de alrededor de 8-10 libras, es decir su efecto no es dramático. Esta pastilla ha sido aprobada para compra sin receta bajo el nombre de Alli®.

En el paciente obeso con Diabetes Tipo II o pre-diabetes, los carbohidratos que hay que *eliminar* incluyen todos los dulces y azúcar, y restringir significativamente el pan, papas, pasta, y arroz. El pan debe de restringirse a 2 pedazos de pan integral (multigrain, rye or wheat) al día. Puede comer frijoles y legumbres y frutas, pero eliminando el plátano, el mango y la piña. La dieta debe de ser a base de vegetales, ensaladas y carne, pescado o pollo a la brasa o al horno. Se debe de restringir las grasas saturadas comiendo carne sólo una vez a la semana, eliminando los huevos, restringiendo los quesos y sustituyendo margarina en vez de mantequilla. En la Tabla 8 le sumarizo los parámetros generales de la dieta «Pita» así designada porque la diseñé para mis pacientes diabéticos o pre-diabéticos obesos o con sobrepeso. Esta dieta conlleva un sacrificio y un cambio radical en los hábitos alimenticios del diabético, pero la pérdida de peso le va dar beneficios increíbles a su salud y le va a prolongar su vida. Yo le digo a mis pacientes que si uno quiere vivir y ver a los nietos crecer y a los biznietos nacer, hay que sacrificarse en la dieta y llegar a su peso ideal. Aunque no basado en data estrictamente científica, yo le digo a mis pacientes algo que creo es totalmente válido: por cada 10 libras de peso que se rebaje o cada pulgada de cintura que se reduzca Ud. aumentará estadísticamente de 1 a 2 años más de vida saludable. Si Ud quiere ampliar las recomendacones dietéticas puede consultar con un dietista especializado en el manejo de nutrición en el diabético o pre-diabético. Pero mi experiencia me dice que lo principal es la disciplina y persistencia del paciente en su régimen alimenticio. Si Ud sigue estrictamente la dieta Pita y lo hace para siempre, logrará llegar y mantener su peso ideal.

TABLA 7[3]
PESO IDEAL PARA MUJERES

Altura	Estructura Pequeña	Estructura Mediana	Estructura Grande
4'10"	102-111	109-121	118-131
4'11"	103-113	111-123	120-134
5'0"	104-115	113-126	122-137
5'1"	106-118	115-129	125-140
5'2"	108-121	118-132	128-143
5'3"	111-124	121-135	131-147
5'4"	114-127	124-138	134-151
5'5"	117-130	127-141	137-155
5'6"	120-133	130-144	140-159
5'7"	123-136	133-147	143-163
5'8"	126-139	136-150	146-167
5'9"	129-142	139-153	149-170
5'10"	132-145	142-156	152-173
5'11"	135-148	145-159	155-176
6'0"	138-151	148-162	158-179

[3] Metropolitan Life Insurance Company tables (1983).

PESO IDEAL PARA HOMBRES[4]

Altura	Estructura Pequeña	Estructura Mediana	Estructura Grande
5'2"	128-134	131-141	138-150
5'3"	130-136	133-143	140-153
5'4"	132-138	135-145	142-156
5'5"	134-140	137-148	144-160
5'6"	136-142	139-151	146-164
5'7"	138-145	142-154	149-168
5'8"	140-148	145-157	152-172
5'9"	142-151	148-160	155-176
5'10"	144-154	151-163	158-180
5'11"	146-157	154-166	161-184
6'0"	149-160	157-170	164-188
6'1"	152-164	160-174	168-192
6'2"	155-168	164-178	172-197
6'3"	158-172	167-182	176-202
6'4"	162-176	171-187	181-207

[4] Metropolitan Life Insurance Company tables (1983).

LA DIETA PITA

Tabla 8

«LA DIETA PITA»

NO	Azúcar Dulces Arroz Papas Pasta
Pan	Solamente 2 rebanadas de pan integral en el desayuno
Jugos	Un vaso pequeño de naranja o toronja en el desayuno
Frutas	Pequeñas porciones, excepto banana, piña o mango No frutas enlatadas
Frijoles	Pequeña porción. NO arroz
Sin Límite	Vegetales, ensalada con aceite y vinagre Carnes (una vez a la semana), pollo y pescado a la plancha o al horno.

EJERCICIOS

El ejercicio es vital en el programa de reducir de peso. Debido al riesgo cardiovascular del Síndrome Cardiometabólico, una evaluación cardiaca incluyendo un test de esfuezo es usualmente recomendable antes de empezar un programa formal de ejercicio. El US General Surgeon ha recomendado un programa de ejercicio de moderada intensidad de 30 minutos todos los días. La Sociedad Americana de la Diabetes (ADA) recomienda por lo menos 150 minutos a la semana de ejercicio aeróbico de moderada intensidad (que lleve el pulso a 50-70% del máximo para la edad) o 90 minutos a la semana de ejercicio vigoroso (que lleve el puso a más del 70 % del pulso máximo por edad). La Tabla 9 le explica cómo calcular su pulso máximo basado en su edad. Este ejercicio debe de hacerse por lo menos tres veces a la semana y no dejar pasar más de dos días sin hacer ejercicio. El ejercicio de resistencia, por ejemplo, pesas de poca cantidad, también son recomendables tres veces a la semana progresando a hacer tres sets de 8-10 repeticiones con un peso que se pueda levantar de 8-10 veces. El caminar 30 minutos al día, ya sea en una caminadora o afuera o bicicleta estática aumentando la distancia y rapidez gradualmente son ejercicios excelentes. Obviamente si el paciente tiene propensión a baja de azúcar se deben de tomar precauciones como medir el azúcar antes de empezar y tomar un poco de jugo o pastillas de azúcar si es necesario. También si la persona tiene tendencia a úlceras en los pies hay que tomar precauciones y variar el programa de ejericio si esto es necesario. Consulte con su médico al respecto.

TABLA 9

PULSO MÁXIMO POR EDAD

220 – Edad = Pulso Máximo

Por Ejemplo, a la edad de 60 años el pulso máximo es 220-60 = 160 pulsaciones/min.

El consumo de alcohol también tiene que ser restringido en el diabético y lo recomendable es no pasar de un trago al día. El vino rojo parece tener efectos positivos aunque esto no se ha demostrado definitivamente. El whiskey es preferible al ron, vodka o gin debido a su contenido menor de carbohidratos.

El uso de antioxidantes como la vitamina E y C no son recomendables ya que no parecen tener ningún valor positivo y pudieran ser dañinos a largo plazo. La vitaminas B_6 , B_{12} y ácido fólico han sido recomendadas en el Síndrome Cardiometabólico para reducir el riesgo cardiovascular. La teoría es que en el Síndrome Cardiometabólico con enfermerdad cardiovascular hay un aumento, frecuentemente, de un aminoácido en la sangre llamado homocisteina. Se sabe que dosis altas del ácido fólico y vitaminas B rebajan el nivel de homocisteina en la sangre. Sin embargo, varios estudios han demostrado que el rebajar la homocisteina no reduce el riesgo cardiovascular y hay un estudio de los países escandinavos que hasta encontró un posible aceleramiento en la enfermedad cardiovascular en algunos pacientes con enfermedad coronaria pre-existente. Por lo tanto, dosis altas de ácido fólico y las vitaminas B_6 y/o B_{12} no es recomendado excepto para tratamiento de la neuropatía diabética. El cromio tampoco se ha demostrado que tenga ningún efecto positivo en el diabético y por lo tanto no es recomendable. Un multivitamínico balanceado si es recomendable.

En vez de azúcar el diabético puede utilizar los otros endulzantes, los más usados son aspartame (Neutra Sweet®), sacarina (Sweet & Low®) y derivados de una hoja llamada sweet leaf (Stevia®). Estos endulzantes no contienen calorías y no causan aumento de azúcar en la sangre. Dulces conteniendo estos endulzantes y gaseosas endulzadas con estos productos se pueden tomar sin restricción. Aunque no hay evidencia que estos endulzantes causen algún daño, nunca es recomendable exagerar en las cantidades que se ingieran.

CIRUGÍA BARIÁTRICA

Algunos pacientes con Diabetes Tipo II están sumamente obesos y no logran rebajar de peso con dietas supervisadas y ejercicio. No importa el grado de obesidad, si el paciente sigue una dieta disciplinada y hace ejercicios, debe poder rebajar a su peso ideal. Pero no hay duda que en algunos casos en que la dieta y el ejercicio no son efectivos, ya sea por falta de disciplina o severidad de la obesidad, se puede considerar la cirugía bariátrica.

Las indicaciones para esta cirugía incluyen una obesidad significativa (BMI >35kg/m²) (p.24) en conjunto con condiciones que conllevan aumento de riesgo cardíaco como lo es el síndrome cardiometabólico y Diabetes Tipo II. Usualmente estos pacientes están 50-100 lbs. por encima de su peso ideal.

Hay distintas cirugías que se han desarrollado para causar pérdida significativa de peso:

1)   La banda gástrica
2)   Resección parcial del estómago

3)   By-pass gástrico en el cual se hace una resección parcial del intestino delgado y se vuelve a unir al estómago (Roux en Y).

Todas estas cirugías causan una pérdida significativa de peso, pero la más efectiva es el by-pass gástrico. En algunos casos el by-pass gástrico causa una normalización inmediata del azúcar en el diabético, antes de causar pérdida de peso. La causa de este efecto no está bien entendida pero puede que tenga que ver con la mala absorción de nutrientes y que hormonas intestinales, incluyendo las incretinas, ahora se producen en forma no fisiológica.

Estas cirugías tienen riesgo, incluyendo muerte. La mayoría de los riesgos son quirúrgicos y es muy importante escoger un cirujano con extensa experiencia en esas operaciones. Las operaciones necesitan una evaluación extensa pre-operatoria, incluyendo evaluación cardíaca, respiratoria y gastrointestinal. Si el paciente es escogido y evaluado correctamente, y si se utiliza un cirujano experimentado, en muchas ocasiones los riesgos son mucho menores que los riesgos de una obesidad severa en un paciente con el síndrome cardiometabólico. Siempre consulte a su médico para ver si usted puede ser candidato para cirugía bariátrica.

Muchos pacientes que pierden peso con la cirugía bariátrica, terminan sin tener que tomar ninguna medicina para la diabetes, presión o colesterol/triglicéridos.

Finalmente, debemos apuntar que la cirugía bariátrica debe servir como plataforma para que el paciente cambie permanentemente sus hábitos alimenticios. De no hacerlo muchos pacientes vuelven a aumentar de peso lentamente, después de la cirugía y a veces terminan donde empezaron.

APNEA DE SUEÑO

La obesidad central, que es parte importante del síndrome cardio-metabólico, puede causar un desorden del sueño, usualmente asociado con roncar durante la noche y episodios de pausa respiratoria. A este síndrome se le ha designado apnea de sueño y causa falta de oxigenación, cansancio y falta de energía, sueño durante el día y se le ha asociado a largo plazo con daños cerebrales, incluyendo riesgo de Alzheimer. Este síndrome se diagnostica con un estudio de sueño y se puede tratar con unas maquinitas respiratorias de presión positiva (CPAP) que se usan al dormir o a veces con operaciones de la garganta. Sin embargo, no hay duda, que la pérdida significativa de peso mejora inmensamente este desorden y muchos pacientes pueden dejar de usar la maquinita de CPAP, después que pierden de peso.

PASO #2

NO FUMAR

El cigarrillo además de los otros efectos dañinos a los pulmones (enfisema y bronquitis crónica) y el aumento en riesgo de cáncer del pulmón, es también inmensamente dañino al sistema vascular. El fumar en el paciente con el Síndrome Cardiometabólico y Diabetes Tipo II aumenta el riesgo cardiovascular más que la combinación de azúcar descontrolada, presión alta y colesterol elevado juntos. Se estima que un paciente con el azúcar descontrolada, la presión descontrolada y los lípidos o grasas fuera de control tiene como ya hemos dicho de dos a tres veces más posibilidades de un evento cardiovascular, cerebrovascular y periferovascular que el de la población general en EEUU. Si esa persona también fuma, este riesgo aumenta a 10 veces más que el de la población general. El fumar contribuye a una de cada cinco muertes en EEUU y el efecto es magnificado en la persona con diabetes y el Síndrome Cardiometabólico. El fumar no sólo causa la aceleración de la arteriosclerosis en la vasculatura coronaria, cerebral y periferal, sino también una aceleración de las complicaciones microvasculares en los ojos, riñones y nervios. Aunque mientras más uno fuma el efecto es peor, cada cigarrillo deja su marca dañina, y el diabético debe de descontinuar por completo el fumar. Recuerde que cinco cigarrillos al día son 90 cajetillas de cigarros al año.

El fumar en conjunto con los cambios en la dieta son los dos hábitos dañinos más importantes que hay que modificar en el diabético. Si Ud. no fuma ya tiene a su lado este factor y puede pasar al paso #3. Pero si Ud. fuma es extremadamente importante dejar de hacerlo lo antes posible. El factor más importante es la decisión personal suya de que va a parar de fumar. Nada funciona si la persona no se hace el propósito firme de que va a dejar este hábito, que muchas veces ha estado presente desde temprana edad. Hay que dejar de fumar para prevenir las consecuencias y no hacerlo después que su cuerpo ya ha sufrido un evento vascular cardiaco, cerebral o una amputación de una pierna por falta de circulación periferal. Aunque el dejar de fumar es beneficioso en cualquier momento, no hay duda que mientras más pronto mejor.

Su médico puede discutir con Ud. las distintas estrategias y medicinas en el mercado para cesar de fumar. Entre ellas están los parches o chicles de nicotina, el bupropion (Wellbutrin®) y una medicina recientemente introducida varenicicline (Chantix®). Todas tienen algunos efectos secundarios, pero en general son bien toleradas y el programa dura de seis a ocho semanas. La nicotina en chicle o parches sustituye la nicotina en el cigarrillo y por lo tanto no se debe fumar, aunque sea menos, durante el tiempo que está usando este producto ya que puede causar toxicidad de nicotina. Personas que han tenido convulsiones o están tomando antidepresivos no deben de usar Wellbutrin® o Chantix®. Recientemente ha habido reportes de suicidio en algunas personas deprimidas que han tomado Chantix®. Aunque este efecto es raro, es muy importante tomar estos medicamentos bajo estricta supervisión de su médico. De nuevo la convicción estricta de dejar de fumar es esencial en el triunfo de este plan.

Si Ud. triunfa en dejar de fumar, estará añadiendo años de vida saludable y productiva a su sobrevivencia eventual.

PASO # 3

CONTROL ESTRICTO DEL AZÚCAR

1) Medida del control del azúcar

El control estricto del azúcar es esencial para la salud de la persona con diabetes y para evitar las complicaciones microvasculares y macrovasculares en el diabético. Para lograr este control se necesita un paciente informado y dedicado, en conjunto con un plan individual nutricional, de ejercicio y terapéutico apropiado al estado de la diabetes en cada paciente.

La medida secuencial del control del azúcar es vital en el plan que se trace. Todo paciente debe ser instruido en el uso de los monitores personales del azúcar. El paciente debe medir su azúcar en la casa con el uso de estas maquinitas que se han desarrollado para este fin. En general, todas las maquinitas en el mercado son comparables en calidad. Casi siempre la decision de qué maquinita escoger depende de cuál es la que le cubre su seguro o cuál el paciente encuentra más fácil de usar. La frecuencia de la medida varía desde una vez al día en un paciente bien controlado con una diabetes temprana y fácil de controlar con pocas o ninguna medicina, hasta medirse 4 o más veces al día en pacientes dependientes con varias inyecciones de insulina. Los niveles ideales recomendados por la Sociedad Americana de la Diabetes (ADA) son niveles de gucosa plasmática (azúcar en el plasma sanguíneo) de 90-130 mg./dl en ayunas y antes de las comidas, y valor máximo a cualquier hora de menos de 180mg./dl. Tan importante en el paciente con diabetes es el automedirse el azúcar en la casa, que a todas las compañías de seguro se les requiere por ley en muchos Estados el cubrir los gastos de obtener estas maquinitas y de las cinticas y lancetas necesarias para su uso.

JULIO C. PITA, JR., M.D.

En adición, a la medida personal en la casa, hay una medida de laboratorio que refleja el control crónico del azúcar y que se ha utilizado con gran utilidad desde hace más de tres décadas. Esta medida es la hemoglobina glicosilada y más específicamente una fracción de la hemoglobina azucarada que se denomina hemoglobina A1c. Como ya hemos mencionado en el capítulo de glicosilación de las proteínas, una de las proteínas que se «azucaran» es la hemoglobina de los glóbulos rojos. Esta reacción entre la glucosa o azúcar en la sangre con la hemoglobina es irreversible y causa la formación de hemoglobina glicosilada. Debido a que los glóbulos rojos tienen una sobrevivencia en la sangre de 120 días, al obtener una muestra de sangre hay glóbulos rojos producidos ese mismo día y otros que ya llegaron a su final y van a ser removidos principalmente por el bazo. Como promedio los glóbulos rojos circulantes tienen una «edad» de alrededor de seis semanas. La medida de la hemoglobina glicosilada o hemoglobina A1c es un espejo del control del azúcar en las últimas seis semanas y de esta forma nos permite saber el promedio del azúcar del paciente en las seis semanas antes de la medida. Lo mismo el nivel en ayunas del azúcar como los niveles después de comer contribuyen al nivel de la hemoglobina A1c. La tabla 10 correlaciona el nivel de hemoglobina A1c con el promedio del azúcar. Obviamente mientras más alto el nivel de azúcar promedio más alta es la hemoglobina A1c. Los valores normales de hemoglobina A1c en una persona sin diabetes es en la mayoría de los laboratorios entre 4.5% y 5.5%. La frecuencia en la medida de la hemoglobina A1c varía de paciente en paciente, pero por lo general debe de hacerse no menos de dos a tres veces al año. El valor ideal es 6.5% o menos, pero el ADA acepta un valor de 7% o menos en la mayoría de los casos. En realidad mientras más bajo es el valor y más cerca los valores normales debe de ser mejor, pero el factor limitante es la baja de azúcar o hipoglicemia y los efectos secundarios de las medicinas. Es decir, que el valor ideal para cada paciente es el valor lo más cerca de lo normal que no cause hipoglicemia o baja de azúcar y que no le produzca efectos secundarios las medicinas que toma. Interesantemente un estudio reciente demostró que a pacientes con valores de HbA1c de menos de 6% les fue peor que a aquellos con valores de 6 % a 7%. Por lo tanto el gol es mantener la HbA1c en el rango de 6-7%. Si el paciente es disciplinado en su tratamiento y dieta, y si el tratamiento indicado es apropiado, no hay ninguna razón por la cual todos los pacientes no puedan mantenerse controlados con por lo menos su valor de hemoglobina A1c de 7% o menos. Se ha demostrado que por cada reducción de 1% en la HbA1c, hay una reducción de 30% en las complicaciones de la diabetes.

El medir el azúcar en la casa es también muy importante para complementar los valores de la hemoglobina A1c. No sólo es dañino el tener el promedio del azúcar alto medido por la hemoglobina A1c, sino también hace daño el tener valores altamente variables. El gol es tener la hemoglobina A1c controlada por debajo de por lo menos 7%, valores de azúcar que varíen entre 80-140, y evitar valores por encima de 180 o por debajo de 70. De nuevo todo esto es atenible con el plan de nutrición, ejercicio, mantenimiento de peso ideal y las medicinas adecuadas que sean recomendadas por un médico con experiencia en tratar diabetes. Este médico no tiene que ser un endocrinólogo y puede ser su médico primario o asistentes del médico con experiencia en el manejo de la diabetes. Pero si el control adecuado no es atenible en un plazo razonable, el paciente debe ser evaluado por un especialista que asesore al médico primario en el tratamiento adecuado. En un estudio de mi práctica en el año 1997, el promedio de la hemoglobina A1c en todos los pacientes fue 7.1%.

Tabla 10
Correlación del Nivel de Hemoglobina A1c
con Nivel Promedio del Azúcar

HbA1c (%)	Azúcar Promedio (mg./dl)
5	97
6	126
7	154
8	183
9	212
10	240
11	269
12	290
13	326
14	355
15	384

TRATAMIENTO MÉDICO PARA EL CONTROL DE LA DIABETES TIPO II

¿Cuáles son las medicinas que existen hoy en día para el tratamiento de la diabetes?

La estrategia para el control de la diabetes debe de incluir no sólo aquellas medicinas que ayuden al control del nivel de azúcar en niveles ideales, sino también medicamentos que protejan la reserva de insulina. En un estudio hecho en Inglaterra (UKPDS)[5] se demostró que aunque pacientes con diabetes mantengan su disciplina en la dieta y tomen medicamentos, muchos pierden el control del azúcar después de 4-5 años de tratamiento (Fig. 6). A esto se le ha designado el efecto de «Nike» ya que el resultado gráficamente luce como el logo de esta compañía de efectos deportivos. Este efecto parece estar directamente relacionado con pérdida continua de reserva en la poducción de insulina. Como ya hemos indicado, en el momento del diagnóstico de la Diabetes Tipo II se estima que la reserva de producción de insulina (es decir el número de células beta) ha disminuido a un 50-80 %. Como veremos, dos tipos de medicamentos en el mercado parecen proteger la producción de insulina y es posible que puedan evitar este efecto. Por lo tanto, estas medicinas deben de formar parte de las medicinas a usar desde temprano en el desorden incluyendo quizás el status pre-diabético.

---

[5] UKPDS, United Kingdom Prospective Diabetes Study, 1999.

FIGURA 6

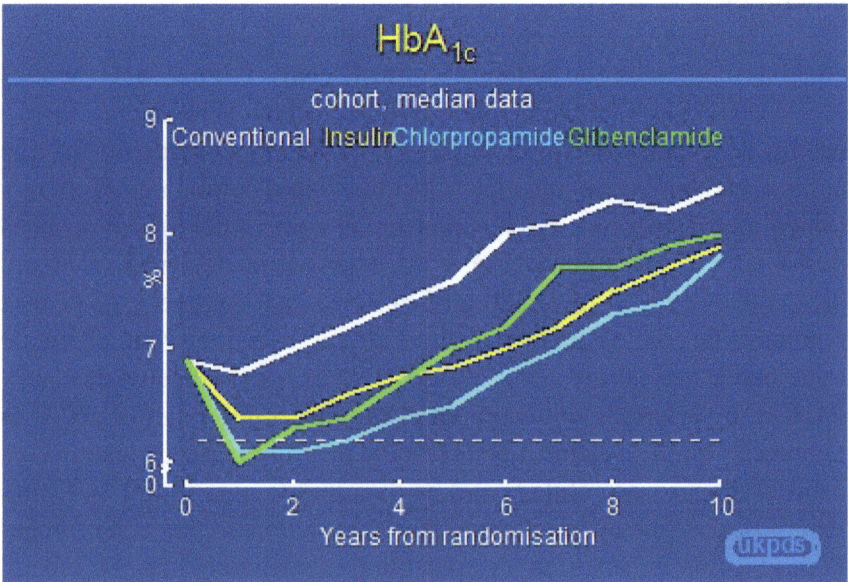

Como ya hemos discutido, la Diabetes Tipo II se produce por una combinación de dos defectos, una resistencia a la acción de la insulina que está presente por años antes del diagnóstico de diabetes y una disminución relativa en la producción de insulina que comienza poco antes del diagnóstico. Las medicinas para el control del azúcar por lo tanto pueden ser divididas en cuatro categorías: 1) aquellas medicinas que aumentan la sensibilidad a la insulina, es decir que disminuyen la resistencia a la insulina, 2) aquellas que aumentan la producción de insulina en el cuerpo , 3) insulina para sustituir la producción que está deficiente y 4) medicinas que inhiben principalmente la absorción de azúcar del intestino.

Medicinas que disminuyen la resistencia a la insulina (Tabla 11)

Como podemos ver en la Tabla 11, hay dos tipos de medicinas en el mercado que aumentan la sensibilidad a la insulina. Una es metformin (Glucophage®) de una clase de drogas llamadas biguanides que trabajan principalmente en el hígado disminuyendo la cantidad de azúcar que el hígado produce entre comida; pero también disminuye la absorción de azúcar del intestino. La dosis de metformin usualmente es entre 500mg. a 2500 mg. diarios y se puede dar en una o varias dosis al día. Estudios hechos con metformin indican usualmente de 1% a 2% de reducción en la hemoglobina A1c o azúcar promedio. El metformin no causa aumento de peso y usualmente resulta en 3-5 lbs. de reducción en peso y mejoría en las grasas en la sangre. Metformin tiene como su efecto principal secundario el poder dar diarrea y a veces hay que reducir la dosis. En ocasiones no frecuentes, hay que descontinuar metformin totalmente debido a los síntomas gastrointestinales. Hay algunas preparaciones de metformin (Glumetza®) que se absorben más lentamente y resultan en menor propensión a la diarrea. El metformin no debe usarse en presencia de insuficiencia renal ya que como el metformin se elimina del cuerpo a través de los riñones, si éstos no funcionan bien, esta medicina se acumula y puede causar una complicación muy seria llamada acidosis láctica. Por lo tanto, el metformin no se debe usar en presencia de insuficiencia de los riñones (en el hombre un nivel de creatinina mayor de 1.5mg./dl o en mujeres mayor de 1.4mg./dl). También debe de evitarse después de los 80 años de edad ya que la función de los riñones disminuye con la edad. En adición, el metformin debe de pararse por 5 días después de ser expuesto el paciente a contraste en la vena para hacer placas como pielograma endovenoso del riñón, TAC con contraste o estudios vasculares como cateterismo del corazón. Siempre consulte a su médico sobre el uso de metformin y cuándo no está indicado el ingerirlo. Finalmente, el metfomin no debe usarse si el paciente toma alcohol en exceso ya que esto conlleva de nuevo a un aumento en el riesgo de acidosis láctica. En general, sin embargo, el metformin usado apropiadamente es efectivo, bien tolerado y como existe en forma genérica, usualmente de bajo costo. Metformin es el medicamento de primera línea usualmente iniciado en el Diabético Tipo II. En adición, el metformin puede utilizarse solo o en combinación con otros medicamentos para el control del azúcar. El metformin no parece, sin embargo, tener ningún efecto protector para mantener la reserva en la producción de insulina.

El segundo grupo de medicamentos que mejoran la sensibilidad a la insulina, son las thiazolidinediones (abreviado TZD's) que incluyen hoy en día dos medicamentos: rosiglitazone (Avandia®) y pioglitazone (Actos®). Estas medicinas aumentan la sensibilidad a la insulina en las células adiposas y en los músculos y en esta forma ayudan al control del azúcar rebajando la hemoglobina A1c un promedio de 1% a 2 %. En adición, mejoran las grasas o lípidos en la sangre del paciente con diabetes y parecen proteger la reserva en la producción de insulina y por lo tanto pueden ser muy útiles en prevenir el progreso de la enfermedad y el descontrol eventual en el azúcar (efecto «Nike» Fig. 6). Aunque de nuevo estas medicinas, por lo general, son bien toleradas también tienen potencial tóxico. En raras ocasiones pueden ser tóxicas al hígado y por lo tanto, se debe de medir las enzimas del hígado antes de comenzar y secuencialmente durante el uso de los TZD's. En adición, estas medicinas pueden causar aumento de peso y retención de líquido en el cuerpo y, por lo tanto, no pueden utilizarse en personas con enfermedad significativa del corazón que tengan propensión a retener líquido en los pulmones o piernas. Aunque el aumento de peso no es del área central o visceral que ya hemos discutido como la más dañina, de todo modos en algunos pacientes actúa en contra del control de peso que ya hemos enfatizado es tan importante. Los TZD's pueden utilizarse en combinación con otras medicinas, y una estrategia muchas veces efectiva es el escoger la dosis más baja efectiva en combinación con otros medicamentos. Sin embargo, no deben de darse en conjunto con insulina ya que aumentan las posibilidades de retención de líquido. En adición un reciente estudio estadístico demuestra que la Rosiglitazone (Avandia®) puede aumentar la frecuencia de infartos y aunque el estudio no es definitivo, amerita observación y comparación con estudios hechos con pioglitazone (Actos®) los cuales no parecen demonstrar este riesgo. Ya ampliaremos con más detalle sobre esta estrategia cuando discutamos el uso de combinaciones. De nuevo consulte con su médico siempre en el uso de todo medicamento y pregunte sobre los beneficios, riesgos y alternativas.

TABLA 11

MEDICINAS QUE AUMENTAN LA SENSIBILIDAD A LA INSULINA

Droga	Dosis	Mecanismo de acción	Efectividad	Toxicidad
Metformin (Glucophage®)	500mg . -2500 mg.)	Aumenta la sensibilidad a la insulina en el hígado y disminuye la producción de azúcar en el hígado. También disminuye la absorción de azúcar.	Reducción de HbA1c de 1 % a 2%. Puede mejorar los lípidos. No causa aumento de peso.	Diarrea. No debe de utilizarse en presencia de disminución en la función de los riñones: (creatinina>1.5 en el hombre o >1.4 en la mujer). No debe de utilizarse después de lo 80 años de edad. Debe de suspenderse cuando se exponga a contraste endovenoso para placas radiológicas
Thiazolidinediones (TZD's) 1)Rosiglitazone (Avandia®) 2) Pioglitazone (Actos®)	2-8 mg./ día. 15-45 mg./día.	Aumenta la sensibilidad a la insulina en las células adiposas y de los músculos.	Reducción de HbA1c de 1 % a 2% Mejoran los lípidos. Protegen la reserva de insulina.	Aumento de peso y retención de líquido. Evitar en enfermedad significativa del corazón. Rara vez, toxicidad al hígado.

MEDICINAS QUE AUMENTAN LA PRODUCCIÓN DE INSULINA

a) Sulfonilureas

Las sulfonilureas [glipizide (Glucotrol®), glyburide (Diabeta®), glimepiride (Amaryl®), chlorpropamide (Diabinese®), acetohexamide] han sido utilizadas en el tratamiento de la Diabetes Tipo II desde hace cinco décadas. Estas medicinas aumentan la producción de insulina de las células beta del páncreas. Aunque en muchos casos las sulfonilureas representan una opción con relativa efectividad, poco costo y son bien toleradas, muchos estudios han demostrado que muy rara vez pueden mantener el azúcar controlado en forma permanente. En adición, desde la década de 1960 ha existido la preocupación de que estas medicinas pudieran ser dañinas al corazón acelerando la enfermedad arterioesclerótica vascular. En adición, la aparición de múltiples otras opciones para el tratamiento oral de la diabetes, le ha restado vigencia a las sulfonilureas. Su uso al presente ha sido relegado a uso en combinación con otras medicinas. Lo efectos secundarios principales de las sulfonilureas incluyen riesgo de hipoglicemia (baja de azúcar) y aumento de peso. De las sulfonilureas la de menor potencial de hipoglicemia es probablemente el glimepiride (Amaryl®).

b) Meglitidines

Un nuevo grupo de estimulantes de la producción de insulina son las meglitidines [repaglinide (Prandin®) y nateglinide (Starlix®)]. Estas medicinas aumentan la producción de insulina de las células beta del páncreas en forma distinta a las sulfonilureas y causan una disminución en el azúcar después de comer, mientras que al mismo tiempo tiene menos potencial de causar bajas de azúcar.

c) Incretinas

Recientemente se han introducido medicinas que trabajan a través de unas hormonas intestinales o incretinas que no sólo aumentan la producción de insulina sino que también disminuyen la producción de glucagón, y disminuyen el apetito debido a un efecto directo en el centro de apetito del cerebro y una disminución en la velocidad de vaciamiento del estómago causando una sensación de llenura. Como ya hemos discutido las incretinas son unas hormonas (llamadas GLP-1 y GIP) que se producen en el intestino delgado cuando ingerimos carbohidratos causando producción de insulina, supresión en la producción de glucagón y disminución del apetito. Esto ayuda a controlar estrictamente el azúcar después de comer. El diabético Tipo II con descontrol de su azúcar, tiene una deficiencia en la producción de las incretinas y, por lo tanto, esto aumenta su descontrol del azúcar. Dos tipos de medicinas han sido introducidas que funcionan en el área de las incretinas. Una es un análogo sintético de una de las incretinas, GLP-1 (Glucagón peptide-1), derivado de una proteína aislada de la saliva de un reptil (Glia Monster). Esta medicina, exenatide (Byetta®), se inyecta dos veces al día antes de las dos comidas principales y ayuda al control del azúcar y apetito. El efecto principal dañino es náusea, y depende de la dosis y del período de tiempo entre la inyección y la comida. También raras veces ha sido asociado con inflamación del páncreas o pancreatitis. Por lo tanto, si el paciente que utiliza exenatide desarrolla dolor abdominal significativo, debe de descontinuar el medicamento y consultar con su médico. Exenatide viene en unas plumas para inyección subcutánea conteniendo 5mcg. o 10mcg. por dosis. La dosis de 10mcg. es más efectiva en el control del azúcar y apetito, pero también tiene más potencial para causar náusea. La pérdida de peso usando exenatide usualmente es de 5-20 lbs. Exenatide usado solo no causa baja de azúcar por debajo de los valores normales. Otro análogo de GLP-1 acaba de ser introducido al mercado, Victoza® (Liraglutide), con acción similar a Byetta® (Exenatide), pero se inyecta una sola vez al día en dosis de 0.6mg., 1.2 mg. y

1.8mg. Los efectos terapéuticos y los efectos secundarios (náusea, diarrea y posible pancreatitis) son similares al Byetta®. Victoza®, sin embargo también ha sido asociado con un aumento en la incidencia de cáncer medular de la tiroide en ratas aunque esta asociación no se ha visto hasta el momento en humanos. También hay estudios con una preparación de Byetta® de acción prolongada que se inyectaría una sola vez a la semana, pero hasta el presente no ha sido aprobada por el FDA (Federal Drug Administration).

Otras medicinas que se han recientemente introducido en el área de las incretinas son de la familia de los gliptin, vidagliptin (Januvia®) y saxagliptin (Onglyza®). Estas medicinas inhiben la enzima que destruye rápidamente a las incretinas (enzima Dipeptidasa IV), y por lo tanto resultan en un aumento en los niveles circulantes de las incretinas. De nuevo, esto causa una mejoría en el control del azúcar aumentando la producción de insulina, disminuyendo la produccon de glucagón y reduciendo el apetito aunque menos eficientemente que el exenatide o el liragutide. Los gliptins no causan hipoglicemia o baja de azúcar por debajo de lo normal. Por lo general, los gliptins son bien tolerados. Recientemente el FDA también incluyó a sitagliptin (Januvia®) como con posible asociación con pancreatitis y de nuevo todo paciente con estas medicinas que desarrolle dolor abdominal debe pararlo y consultar con su médico.

Lo mismo el exenatide y probablemente liraglutide como los gliptins, parecen también potencialmente preservar la reserva de producción de insulina, y hasta la posibilidad de regenerar células beta en el páncreas. Al igual que los TZD's, estas medicinas pueden ser consideradas temprano en el tratamiento de la Diabetes Tipo II.

Otra medicina recientemente introducida es Pramlinitide (Symlin®), que es un análogo de otra hormona que producen las célulass beta del páncreas, amylin, y tiene acción similar a las incretinas (es decir disminuye la producción de glucagón y disminuye la motilidad del estómago). Symlin® tiene poco efecto en la producción de insulina y por lo tanto es usada en diabetes Tipo 1 o en Diabetes Tipo II cuando ha ocurrido una disminución significativa en la producción de insulina. Symlin® tiene que inyectarse subcutáneamente y se usa comúnmente en conjunto con insulina rápida para reducir las unidades de insulina rápida requeridas para controlar el azúcar. Al igual que Byetta®y Victoza®, su principal efecto secundario es náusea. Symlin® no puede ser mezclada en la misma jeringuilla con la insulina rápida y por lo tanto añade más inyecciones al paciente.

Medicinas que reducen la absorción de glucosa
Dos medicinas que reducen y demoran la absorción de azúcar en el intestino han sido introducidas al mercado. Una es acarbose (Precose®) y la otra es miglitol (Glyset®). Estas medicinas inhiben una enzima (alpha-glucosidasa) que es necesaria para la absorción de glucosa en el intestino delgado. Debido a una poca efectividad y a efectos secundarios intestinales (gases, flatulencia, diarrea), el uso de estas medicinas es bastante restringido.

TABLA 12

MEDICINAS QUE ESTIMULAN LA PRODUCCIÓN DE INSULINA

Droga(s)	Dosis Diaria	Mecanismo de Acción	Efectividad	Toxicidad
Sulfonilureas a) Glyburide (Diabinese®) b) Glipizide (Glucotro®) c) Glimepiride (Amaryl®) d) Chlorpropamide (Diabinese®)	2.5-20 mg. 2.5-20 mg. 2-8 mg. 100-500 mg.	Estimulan la producción de insulina	Reducción de HbA1c de 1 a 2%	Aumento de peso Hipoglicemia No se debe tomar si hay alergia a la sulfa
Meglitinides a) repaglinide (Prandin®) b) nateglinide (Starlix®)	0.5-6 mg.	Estimulan la producción de insulina a través de un receptor distinto a las sulfonilureas	Reducción de HbA1c de 0.5-2%	Hipoglicemia menos frecuentemente que las sulfonilureas
Incretinas a) Exenatide (Byetta®)	5-20 mcg subcutáneo	Análogo de GLP-1: Estimula la producción de insulina, disminuye la producción de glucagón, disminuye la motilidad del estómago y disminuye el apetito	Reducción de HbA1c de 1-1.5%	Náusea. Posible asociación con pancreatitis.
b) Liraglutide (Victoza®)	0.6-1.8 mg.	Análogo de GLP-1	Reducción de HbA1c de 1-1.5%	Náusea. Posible asociación con cáncer medular de la tiroide.

c) Inhibidores de DPP IV				
Sitagliptin Januvia®)	25-100 mg.	Inhiben la enzima DPP IV que metaboliza a las incretinas y consecuentemente aumenta los niveles de las incretinas	Reducción de HbA1c de 1%	Pocas reportadas. Posible asociación con pancreatitis
Saxagliptin (Onglyza®)	2.5-5.0 mg.			

La mayoría de los pacientes con Diabetes Tipo II necesita una combinación de medicamentos orales. No es sorprendente que las combinaciones usualmente utilizan medicinas con acciónes complementarias, es decir, medicinas que aumentan la producción de insulina (por ejemplo, las sulfonilureas) en combinación con aquellas que aumentan la sensibilidad a la insulina (Metformina o los TZD's) o medicinas que aumentan la sensibilidad a la insulina en el hígado (Metformina) con aquellas que aumentan la sensibilidad a la insulina en las células adiposas y músculo (TZD's). Muchos pacientes con Diabetes Tipo II toman tratamiento triple combinando un estimulador de la producción de insulina, metformin y una de las thiazoloidinediones. Para hacer el uso de medicamentos combinados más conveniente y reducir el número de pastillas, varias pastillas combinadas han sido introducidas al mercado. (Tabla 13).

TABLA 13

COMBINACIONES DE HIPOGLICEMIANTES ORALES

Metformin/Sulfonylurea Metformin/Glyburide Metformin/Glipizide	Met 500/ Glyb 2.5: Met 500/ Glyb 5 Met 500/ Glip 5
Metformin/Thiazolidinedione Metformin/Rosiglitazone Metformin/Pioglitazone	Avandamet® 1/500,2/500,4/500,2/1000 ActosplusMet® 15/500,15/850
Thiazolidinedione/Glimepiride Rosiglitazone/Glimepiride Pioglitazone/Glimepiride	Avandaryl® 4/4, 4/2 Duetact ® 30/4, 30/2
Repaglinide/Metformin Sitagliptin/Metformin	PrandiMet® 1/500, 2/500 JanuMet® 50/500, 50/1000

RE-EMPLAZAMIENTO DE INSULINA

Una vez que la producción de insulina disminuye al punto que las medicinas orales con o sin exenatide o liraglutide no pueden controlar los niveles de azúcar, hay que re-emplazar insulina. Frecuentemente una inyección de insulina de larga duración como Glargine (Lantus®) o Detemir (Levemir®), en conjunto con medicinas orales es suficiente para controlar el azúcar. Si la producción de insulina continúa disminuyendo, es necesario aumentar las dosis de insulina a dos dosis de insulinas combinadas o eventualmente un re-emplazamiento con múltiples dosis de insulina (tratamiento intensivo de insulina). Cuando se empieza tratamiento intensivo de insulina, es frecuente combinar una o dos dosis de insulina de lenta acción al día con una dosis de insulina de corta duración antes de cada comida. Este tratamiento imita a la producción normal de insulina. Fig 7 A, B. Otra opción es el uso de bombitas de infusión de insulina en vez de las múltiples inyecciones de insulina necesarias para el tratamiento intensivo de insulina.

La mayoría de las preparaciones de insulina tiene que inyectarse subcutáneamente ya sea con jeringuillas, con el uso de plumas pre-rellenadas o con las bombitas de infusión continua. Recientemente, una preparación inhalada de insulina fue introducida, Exubera®. Esta preparación puede sustituir a las inyecciones de corta duración antes de las comidas. Exubera® está contraindicado en pacientes que padecen de asma o de otros problemas pulmonares. Debido al poco uso Exubera® fue recientemente retirada del mercado en EEUU, pero otras preparaciones con mejor y más flexibles métodos para inhalar insulina, saldrán al mercado en los próximos años. Una nueva preparación de insulina de absorción oral Oralyn® puede que sea aprobada en el futuro cercano.

FIGURA 7a

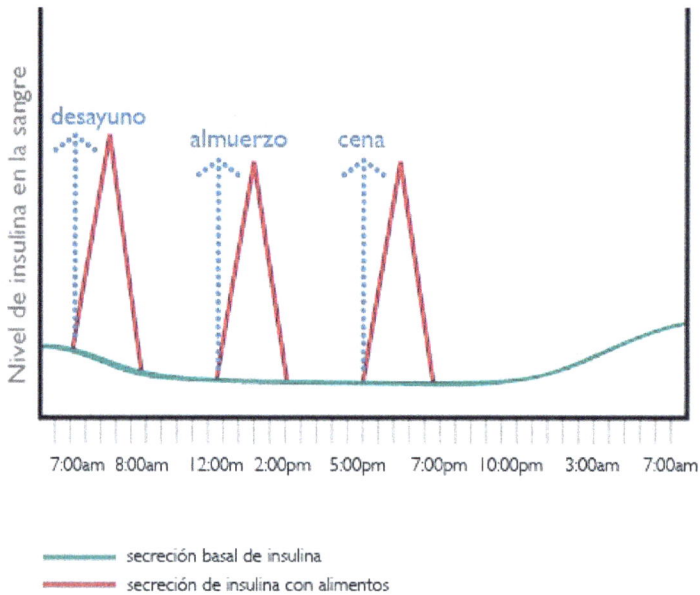

Fig. 7a

Producción Normal de Insulina

secreción basal de insulina
secreción de insulina con alimentos

FIGURA 7b

FIG. 7B

TRATAMIENTO INTENSIVO DE INSULINA

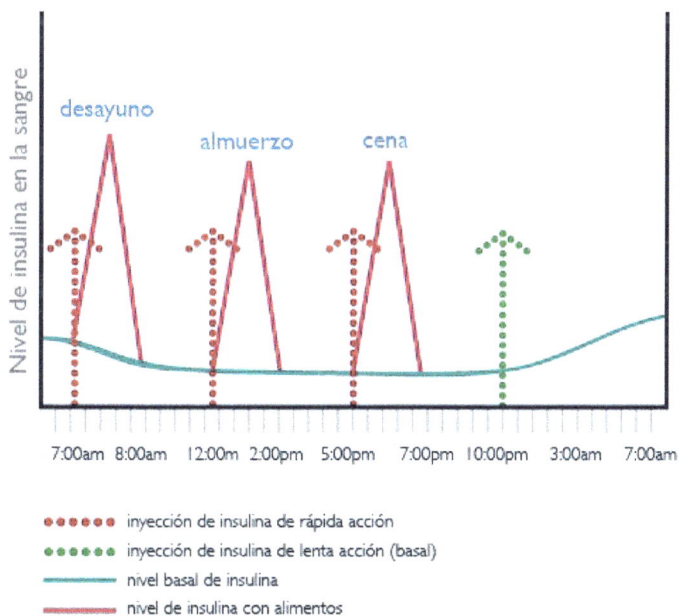

inyección de insulina de rápida acción
inyección de insulina de lenta acción (basal)
nivel basal de insulina
nivel de insulina con alimentos

Es común en el paciente latino pensar que la insulina es dañina o que hace al páncreas perezoso. Ninguna de estas dos creencias son correctas. La insulina usada apropiadamente no hace ningún daño y, por el contrario, al ayudar a controlar el azúcar tienen un gran beneficio al paciente con diabetes. La insulina debe de darse cuando ya las células beta del páncreas han disminuido significativamente su producción de insulina, y no para compensar indiscreciones dietéticas. Es decir, si la persona empieza con insulina porque no sigue su dieta, el resultado va ser un aumento de peso a pesar del azúcar controlarse mejor. Sin embargo, cuando se utiliza la cantidad de insulina necesaria para controlar el azúcar en conjunto con una dieta estricta, no debe de haber significativo aumento de peso.

Los efectos secundarios de la insulina además de la inconveniencia, son el riesgo de hipoglicemia (baja de azúcar) y el aumento de peso si se usa sin seguir una dieta estricta. El paciente con Diabetes Tipo II debe de medirse el azúcar frecuentemente de acuerdo con las indicaciones de su médico o diabetólogo. El medirse el azúcar frecuentemente es particularmente importante en el paciente que ha comenzado un tratamiento con insulina. Las distintas preparaciones de insulina están sumarizadas en la Tabla 14.

TABLA 14

PREPARACIONES DE INSULINA[6]

Insulina, nombre genérico (nombre comercial)	Inicio de acción	Pico de acción	Duración
ACCIÓN RÁPIDA (Análogos de insulina)			
Insulin aspart (Novolog)	5-15 min	30-90 min	<5h
Insulin lispro (Humalog)	5-15 min	30-90 min	<5h
Insulin glulisine (Apidra)	5-15 min	30- 90 min	<5h
Insulina inhalada (Exubera) Retirada del mercado	5-15 min	30-90 min	5-8h
ACCIÓN CORTA			
Regular	30-60 min	2-3h	5-8h
ACCIÓN INTERMEDIA			
NPH	2-4h	4-10h	10-16h
LARGA DURACIÓN			
Insulin glargine (Lantus)	2-4h	No	20-24h
Insulin detemir (Levemir)	3-8h	No	5.7-23.2h
INSULINAS MEZCLADAS			
75% lispro protamine/25% lispro (Humalog Mix 75/25)	5-15 min	dual	10-16h
50% lispro protamine/50% lispro (Humalog Mix 50/50)	5-15 min	dual	10-16h
70% aspart protamine/30%aspart (Novolog mix 70/30)	5-15 min	dual	10-16 h
70% NPH/30% regular (70/30)	30-60 min	dual	10-16h

[6] Adaptado de AACE Diabetes Guidelines, Endocr. Pract. 2007; 13 (Suppl1), p 17.

Hemos sumarizado los distintos tratamientos farmacéuticos que tenemos para el control del azúcar. Es importante volver a enfatizar que estos tratamientos deben de complementar y no sustituir a la dieta estricta y el ejercicio. Como se puede ver, hay muchas opciones para el tratamiento farmacológico del paciente con diabetes. Es por eso, que su médico o diabetólogo escogerá los medicamentos y las combinaciones necesarias para llevarle al control estricto del azúcar.

PASO # 4

CONTROL ESTRICTO DE LA PRESIÓN ARTERIAL

La presión arterial elevada representa un gran riesgo vascular al paciente con Diabetes Tipo II ya que la presión elevada magnifica los efectos dañinos de la hiperglicemia (azúcar alta) en la microvasculatura particularmente en el riñón. En adición, la presión elevada aumenta los riesgos macrovasculares a las coronarias (arterias del corazón) y vasculatura cerebral y periferal (principalmente en las piernas). Múltiples estudios han indicado que un control estricto de la presión arterial es vital para evitar infartos del corazón, eventos cerebrovasculares e insuficiencia de los riñones en pacientes con Diabetes Tipo II. Se recomienda disminuir la presión arterial a menos de 130/80 en todos los pacientes con hipertensión y Diabetes Tipo II, y a menos de 125/75 en aquellos con aumento de microalbúmina en la orina o presencia de insuficiencia renal. Más del 50% de los diabéticos Tipo II tienen la presión elevada o hipertensión.

Muchos estudios demuestran que el uso de inhibidores de la producción o acción de angiotensina son los más beneficiosos en el tratamiento de la hipertensión en la Diabetes Tipo II. (Tabla 15). Si estos medicamentos no logran reducir la presión arterial a los valores indicados, se pueden combinar con otros agentes como diuréticos thiazide, bloqueadores beta, bloqueadores del transporte de calcio, bloqueadores alfa, o el recientemente introducido inhibidor de renina. La Tabla 15 sumariza los agentes para el tratamiento de la presión arterial en la Diabetes Tipo II. Su médico debe guiarle en los medicamentos indicados para Ud. Muchas veces combinaciones son necesarias para llegar a los valores de control indicados.

Si el diabético Tipo II tiene algún daño en los riñones, ya sea microalbuminuria y/o disminución en la función de los riñones, muchas veces se recomienda el uso de inhibidores de la activación o acción de angiotensina aunque no haya presión elevada, ya que muchos estudios demuestran protección a los riñones y al corazón independientemente a la reducción de la presión.

Debido a que la combinación de medicinas para el control de la presión arterial son frecuentemente necesarias, pastillas conteniendo distintas combinaciones de antihipertensivos existen. (Tabla 16).

TABLA 15

MEDICAMENTOS PARA LA PRESIÓN ARTERIAL

ACE [1]	Agentes preferidos	Cardio y renoprotectivos	Pueden causar tos	Precaución en insuf. renal avanzada. No usar en el embarazo.
ARB's [2]	Agentes de 2ª línea	Cardio y renoprotectivos	Rara vez tos	Precaución en insuf. renal avanzada. No usar en el embarazo.
Bloqueadores beta(b) [3]	Se usa en pacientes con enfermedad coronaria	Cardioprotectivo	Cansancio y pulso lento	Pueden enmascarar hipoglicemia y empeorar control de la diabetes
Diuréticos Thiazide [4]	Se combinan con otros agentes	Reducen edema Cardioprotectivo	Tomar con potasio	Pueden elevar el azúcar
Bloqueadores del transporte de calcio [5]	Se usan si otros agentes no han controlado la presión	Pueden ser cardioprotectivos	Pueden causar edema	Menos cardioprotectivos
Bloqueadores alpha(α) [6]	Se usan sólo si otros agentes no han controlado la presión	No son cardioprotectivos	Hipotensión ortostática	Pueden ayudar al flujo urinario en hipertrofia prostática
Inhibidor de renina [7]	Agente nuevo aliskiren Tekturna®	Prob cardioprotectivos y renoprotectivo	diarrea	No usar en el embarazo.

[1] ACE son inhibidores de la activación de angiotensina. Se usan solos o en combinación con diuréticos thiazide u otros agentes. Ejemplos incluyen captopril, enalapril, fosinopril, lisinopril, quinapril.

[2] ARB son bloqueadores del receptor de angiotensina. Se usan solos o en combinación con ACE, diuréticos thiazide u otros agentes. Ejemplos incluyen: losartan (Cozaar®), ibersartan

(Avapro®), valsartan (Diovan ®), telmarsartan(Micardis®), candersartan (Atacand®), olmesartan (Benicar ®).

[3] Bloquedores beta incluyen atenolol (Tenormin®), metropolol (Lopressor®, Toprol®), carvedilol (Coreg® –es también alpha bloqueador), nebivolol(Bystolic®).

[4] Los diuréticos thiazide se usan en combinación con las otras medicinas para el control de la presión. La preparación más usada es hydrochlorothiazide (Hctz). Frecuentemente Hctz se combina en la misma medicina con los ACE y los ARB, por ejemplo Lisinopril/Hctz, Hyzaar® (losartan/Hctz), Avalide (ibersartan/Hctz), Diovan/Hctz®, etc.

[5] Los bloqueadores del transporte de calcio se utilizan si los ACE, ARB, diuréticos thiazide y bloqueadores beta en combinación no han controlado la presión a los niveles ideales. Esta clase incluye amlopidine (Norvasc®), diltiazem (Cardizem®, Cartia®, Dilacor®, DiltCD®, DiltiaXD®, Taztia XT®, Tiazac®), verapamil (Calan®, Covera®, Isoptin®, Verelan®).

[6] Los bloqueadores alpha de nuevo son agentes de segunda línea. Incluyen prazosin (Minipress®), clonidine (Catapress®).

[7] Inhibidor de renina recientemente introducido en el mercado. Disminuye la producción de angiotensina (Tekturna®).

TABLA 16

COMBINACIONES DE ANTIHIPERTENSIVOS

ACE + Thiazide	Lisinopril/HCT, Enalapril/HCT, Ramipril / HCT, etc.
ARB+ Thiazide	Losartan/HCT (Hyzaar®), Ibersartan/HCT (Avalide®), Telmisartan/HCT (MicardisHCT®). Olmesartan/HCT (BenicarHCT®), Candersartan/HCT (AtacandHCT®)
Bloqueador beta + Thiazide	Atenolol/HCT (Tenorectic®)
Bloqueadores del transporte de calcio + ACE	Amlopidine/Benazepril (Lotrel®), Verapamil/Trandolapril (Tarka®)
Bloqueadores del transporte de calcio + ARB	Amlopidine/Olmesartan (Azor®), Amlopidine/Valsartan (Exforge®) Amlopidine/Valsartan/HCT (Exforge HCT®), Amlopidine/Telmisartan (Twynsta ®).
Inhibidor de Renin + Thiazide	Aliskiren/HCT (TekturnaHCT®)
Inhibidor de Renin + ARB	Aliskiren/Valsartan (Valturna®)

PASO # 5

CONTROL DE COLESTEROL Y TRIGLICÉRIDOS

El diabético Tipo II característicamente desarrolla un desorden en las grasas en la sangre que usualmente combina un aumento en los triglicéridos, una disminución en el colesterol de alta densidad protectivo (HDL), y un aumento en el colesterol dañino de baja densidad (LDL). Este desorden se ha denominado una dislipidemia mixta ya que envuelve varios componentes de grasas en la sangre. Aunque en una forma simplística se habla de colesterol «bueno» y colesterol «malo», en realidad el colesterol en sí no es lo que aumenta el riesgo vascular arteriosclerótico. El colesterol y los triglicéridos viajan en la sangre dentro de unas lipoproteínas que hacen posible que estas grasas sean solubles en el plasma sanguíneo. Estas lipoproteínas en la sangre tienen distinto tamaño y densidad. Las lipoproteínas de baja densidad (LDL) y sobre todo las de tamaño pequeño (partículas pequeñas LDL) son las que inician el proceso de arteriosclerosis vascular y son dañinas. Las lipoproteínas de alta densidad (HDL), y sobre todo las lipoproteínas HDL grandes son protectivas y además hacen que el hígado elimine más rápido a las partículas dañinas pequeñas LDL. El gol es entonces reducir el colesterol LDL y más específicamente las partículas pequeñas LDL, y aumentar el colesterol HDL y más específicamente las partículas HDL grandes. Las medidas rutinarias de lípidos fraccionan el colesterol en LDL y HDL, además de medir los triglicéridos, pero no miden el tamaño de estas partículas. Hoy en día hay análisis más específicos de lipoproteínas que miden el número y tamaño de las lipoproteínas (NMR Lipoprofile de Liposcience, Berkeley Lipoprofile, VAP Choleterol Analysis). Estos análisis más a fondo nos permiten evaluar el número y tamaño de las lipoproteínas en la sangre y por lo tanto reflejan mejor el riesgo vascular y nos permiten escoger el tratamiento adecuado.

Dislipidemia en el diabético Tipo II

El desorden de las grasas (lípidos) en la Diabetes Tipo II es complejo en su fisiología. Simplísticamente lo que ocurre en el diabético Tipo II es que con la presencia de menor acción y producción de insulina, el hígado produce unas lipoproteínas grandes de muy poca densidad (VLDL) y además no se activan las enzimas que normalmente metabolizan esta lipoproteínas grandes VLDL y las hacen desaparecer más rápido del plasma sanguíneo. Como consecuencia estas lipoproteínas grandes VLDL al tener más tiempo para interaccionar con las otras lipoproteínas en la sangre causan la producción de un exceso de lipoproteínas LDL (y específicamente las partículas LDL pequeñas) y disminuyen el número de partículas HDL (y específicamente las lipoproteínas HDL grandes). Esto resulta en un aumento en triglicéridos, una disminución en el colesterol-HDL (y específicamente en las partículas grandes HDL), y un aumento en el colesterol-LDL (y específicamente las partículas pequeñas LDL). El resultado es una dislipidemia mixta de alto riesgo de arteriosclerosis vascular. Muchos estudios han demonstrado la gran importancia de controlar estrictamente los lípidos en el diabético II para disminuir el riesgo cardiovascular, cerebrovascular y de la vasculatura periferal de las piernas.

Tratamiento de la dislipidemia en el diabético Tipo II

Los valores ideales de lípidos para el diabético Tipo II están sumarizados en la Tabla 17.

La dieta y el ejercicio son esenciales para mejorar el desorden de las grasas en el diabético Tipo II. Ya hemos revisado la dieta apropiada en el capítulo sobre el control del peso pero vamos recalcar algunos puntos específicos a los lípidos. Una dieta baja en calorías, el ejercicio y el bajar a un peso ideal ayuda a disminuir los triglicéridos, aumenta el colesterol-HDL y aumenta el tamaño de las lipoproteínas LDL y HDL. Una dieta baja en grasas saturadas (es decir baja en huevos, carne roja, quesos, mantequilla y leche no desgrasada) disminuye el colesterol-LDL y específicamente disminuye el número de partículas LDL. De manera que la dieta del diabético tipo II debe ser baja en carbohidratos y calorías, y baja en grasas saturadas.

Usualmente, la dieta y el ejercicio no son suficientes para controlar los lípidos en los valores indicados en la Tabla 16 . Por lo tanto un tratamiento farmacológico es usualmente necesario. El tratamiento de los lípidos incluye medicamentos que disminuyen el número de partículas LDL (statins e inhibidores de la absorción de colesterol), y/o medicamentos que aumentan el tamaño de las lipoproteínas LDL, aumentan la lipoproteína HDL y reducen los triglicéridos (gemfibrozil, fenofibrate, niacina, omega 3 fatty acids) Tabla 18. Una combinación de estos medicamentos es usualmente necesario para controlar los niveles ideales. Las combinaciones más usadas son statina/fibrate, statina /niacina, statina/omega 3 fatty acids. Cuando se usan combinaciones hay que vigilar los efectos secundarios y debe siempre consultar con su médico o diabetólogo.

TABLA 17

VALORES IDEALES DE LÍPIDOS EN EL DIABÉTICO TIPO II

Diabético tipo II sin enfermedad coronaria del corazón.	LDL-colesterol < 100 mg./dl Triglicéridos< 150 mg./dl HDL-colesterol (hombre) > 40mg./dl (mujer) > 55 mg./dl Partículas LDL (óptimo normal)[1] Partículas LDL_p[2] (óptimo-normal) Partículas HDL (óptimo-normal) Partículas HDL_g[3] (óptimo-normal)
Diabético Tipo II con enfermedad coronaria del corazón	LDL-colesterol < 70 mg./dl Triglicéridos <150 mg./dl HDL-colesterol (hombre) >40 mg./dl (mujer) > 55 mg./ dl Partículas LDL (óptimo)[1] Partículas LDL_p[2](óptimo) Partículas HDL (óptimo) Partículas HDL_g[3](óptimo)

[1] Los estudios de lipoproteínas varían de acuerdo con el análisis que se mande. Por ejemplo, en el estudio de Liposcience NMR Lipoprofile el número de Lipoproteínas de baja densidad pequeñas (LDL_p) normal es menos de 850 y óptimo menos de 600.
[2] LDL_p – Partículas de lipoproteínas LDL pequeñas.
[3] HDL_g– Partículas de lipoproteínas grandes.

TABLA 18

MEDICAMENTOS PARA EL TRATAMIENTO
DE LA HIPERLIPIDEMIA MIXTA

(a) Medicamentos que reducen LDL –colesterol y reducen partículas de LDL 1) Statins[1]	Inhiben la enzima HMg.-CoA reductasa	No afectan los trig, HDL –col, ni el tamaño del LDL	Raras veces pueden aumentar las enzimas del hígado o causar inflamación de los músculos (sobre todo en combinación con los fibrates)
2) Ezetimibe (Zetia®)	Inhibe absorción de colesterol	No afectan los trig., HDL-col, ni el tamaño del LDL	Rara vez aumenta enzimas hepáticas. Se usa solo o en combinación statinas
3) Colesevelam Welchol ®	Adhiere sales biliares y reduce absorción de colesterol	No afectan los trig., HDL-col, ni el tamaño del LDL	Puede causar efectos intestinales.

[1] Las statinas incluyen Atorvastatin (Lipitor®), Simvastatin (Zocor®), Pravastatin (Pravachol®), Rosuvastatin (Crestor®) Lovastatin (Mevacor®).

Continuación Tabla 18.

(b) Medicinas que disminuyen triglicéridos, aumentan nivel de HDL y aumentan el tamaño de las partículas LDL y HDL		
1) Gemfibrozil(Lopid®)	Aumenta HDL y disminuye triglicéridos.	En combinación con statinas aumenta el riesgo de inflamación muscular.
2) Fenofibrate (Tricor®, Antara®, Triglide® Trilipix®).	Aumenta HDL y disminuye triglicéridos.	Menos riesgo de inflamación muscular.
3) Niacin (Niaspan®)	Aumenta HDL y disminuye triglicéridos	Puede causar sonrojamiento.Debe tomarse con aspirina.
4) Omega 3 fatty acids (Lovaza®)	Aumenta HDL y disminuye triglicéridos	Usualmente se usan en combinación.

Como ya hemos indicado para obtener el control ideal de las grasas en el diabético es necesario, en muchas ocasiones, utilizar combinación de medicamentos. La combinación de statinas con ezetimibe es común y hay en el mercado una medicina con simvastatina y ezetimibe combinada en una pastilla (Vytorin®)[1]. Recientemente algunos estudios han demostrado que el ezetimibe puede no ser tan efectivo en prevenir arteriosclerosis como se había pensado. Su médico le guiará si debe incluir o no esta medicina para su tratamiento de lípidos.

La combinación de statinas con fenofibrate o niacina es frecuentemente utilizada para lograr el control de LDL colesterol, triglicéridos y HDL colesterol (es decir para optimizar el número y tamaño de las partículas LDL y HDL). Recientemente una medicina que contiene una combinación de simvastatina y niacina (Simcor®) se ha introducido al mercado y debe de ser muy efectiva en la hiperlipidemia mixta de la Diabetes Tipo II.

Aunque estas medicinas son usualmente bien toleradas y de gran beneficio, siempre debe de consultar a su médico sobre los potenciales efectos secundarios. Las statinas raras veces pueden aumentar las enzimas hepáticas, y, por lo tanto, se recomienda medir las enzimas hepáticas cada 4 meses durante el uso de estas medicinas y desconti-nuarlas si hay un aumento significativo de estas enzimas (más de 2-3 veces el valor superior normal). Las statinas solas o en combinación con los fibrates pueden causar inflamación y dolor en los músculos y rara vez una complicación severa de los músculos llamada rabdomiolisis. Estas complicaciones son raras y se ven con menos frecuencia con el uso de statinas con fenofibrato en vez de gemfibrozil. De todas maneras, el paciente con estas medicinas debe de informarle a su

---

[1] Un estudio reciente en pacientes con colesterol muy elevado, demostró que simvastatina sola era igualmente efectivo que la combinación simvastatina-ezetimibe en prevenir el progreso de las placas arterioscleróticas en las arterias carotídeas. Sin embargo, otros estudios han confirmado el beneficio añadido de esta combinación en pacientes con valores más usuales de colesterol elevado.

médico la presencia de dolores musculares significativos particularmente si son generalizados y descontinuar estas medicinas hasta que su doctor lo evalúe. Los beneficios, sin embargo, de estas medicinas son mucho mayores que su potencial tóxico, y por lo tanto son esenciales y útiles en la inmensa mayoría de los pacientes con Diabetes Tipo II con dislipidemia.

PASO # 6

TOMAR ASPIRINA

La aspirina es recomendada para la prevención de enfermedad cardiovascular lo mismo en pacientes sin enfermedad del corazón como en aquellos que ya han tenido algún evento coronario. Esta recomendación es todavía más importante en personas con Diabetes Tipo II y el Síndrome Cardiometabólico ya que como hemos indicado este síndrome aumenta el riesgo de complicaciones vasculares. Muchos estudios han demostrado una reducción de ~ 30% en infartos cardiacos y de ~20% en eventos cerebrovasculres en personas que toman aspirina.

La dosis de aspirina varia de 81mg. a 325mg. diarios. Algunos estudios indican que la dosis ideal que da el mayor beneficio y los menores efectos secundarios es 162 mg. diarios, es decir dos pastillas de baja dosis (81mg.) o media pastilla de la dosis completa (325mg.).

Si la persona padece de gastritis significativa, es alérgico a la aspirina o toma otros anticoagulantes (especialmente warfarina o Coumadin®), está contraindicado tomar aspirina. Siempre consulte con su médico.

En general la aspirina es bien tolerada y de gran beneficio par el diabético Tipo II.

EVALUACIONES RECOMENDADAS PARA EL DIABÉTICO TIPO II

La frecuencia de evaluaciones con su médico y/o diabetólogo varía con la severidad de la enfemedad, el nivel de control de la diabetes y la presencia y severidad de las complicaciones potenciales.

Como rutina debe tener una visita con su médico cada 4 meses. Durante esta visita debe consultarse el control del azúcar, revisión de los valores hechos por el paciente con su medidor, evaluación de dieta y ejercicio, reafirmar el no fumar. En cada visita el examen físico debe incluir medición del peso y cintura, evaluación de la presión arterial, examen de los ojos, examen del corazón y los pulmones, evaluación de la circulación de las piernas, evaluación de la sensibilidad de las piernas. Una medida de la Hemoglobina A1c, lípidos, creatinina, urea, análisis de orina, y enzimas hepáticas no menos de dos veces al año. Anualmente deben hacerse análisis generales de sangre y una orina para medir la función renal y microalbúmina. Anualmente debe de hacer un examen de ojos con pupila dilatada y presión de los ojos por un oftalmólogo u optometrista con experiencia en evaluar los ojos del diabético. Cada tres a cinco años una evalución cardiovascular con test de esfuerzo (con Thallium o ecocardiografía) es recomendable. Recientemente estudios radiográficos de las coronarias (Coronary CT Angiogram) se han desarrollado y es posible que sustituyan a los test de esfuerzo, aunque exponen al paciente a más radiación. Todo diabético debe recibir la vacuna del flu anual. La vacuna de la pneumonía (Pneumovax®) debe ponerse cada cinco años después de los 60 años de edad.

Hay otras evaluaciones que se recomiendan para todas las personas, tengan o no Diabetes Tipo II, como lo son la colonoscopía a los 50 años y con repetición de acuerdo con los resultados y la recomendación del gastroenterólogo, un mamograma y evaluación ginecológica para las mujeres cada dos años entre los 40 y 50 años de edad y después anualmente, densidad ósea para excluir osteoporosis en mujeres después de la menopausia y en hombres de más de 70 años con repetición si es necesario cada dos años, medir el antígeno prostático en los hombres anualmente.

TABLA 19

EVALUACIONES RUTINARIAS EN EL PACIENTE CON DIABETES TIPO II

Historia y Examen físico	Cada cuatro meses o de acuerdo con su médico.
Hemoglobina A1c, lípidos, creatinina, urea, urinalisis, enz. hepáticas .	Cada 4 6 meses o de acuerdo con su médico.
Análisis generales, orina para microalbuminuria.	Anualmente.
Examen de ojos, vacuna del flu.	Anualmente,
Evaluación del corazón (test de esfuerzo).	Cada 3-5 años o de acuerdo co su médico.

TRATAMIENTO DE NEUROPATÍA DIABÉTICA

Como ya hemos discutido el diabético tiene propensión a desarrollar complicaciones microvasculares y entre ellas está la neuropatía periferal que puede manifestarse como dormidera, dolor o sensación de quemazón en las piernas o pies (neuropatía sensorial diabética). Usualmente la neuropatías diabéticas aparecen en pacientes con muchos años de diabetes descontrolada. Ya hemos enfatizado que el control estricto del nivel de azúcar puede prevenir y también mejorar la neuropatía diabética. En adición, recientemente se han desarrollado nuevos medicamentos para mejorar la neuropatía diabética sobre todo la neuropatía sensorial en las extremidades inferiores (dolor, dormidera, etc.). La Tabla 20 sumariza los medicamentos existentes para esta neuropatía.

También el diabético puede experimentar neuropatías autonómicas como disminución de la potencia sexual, cambios de función gastrointestinal (diarrea, disminución de motilidad estomacal o del intestino), bajas de presión al pararse o hipotensión ortostática. Estas neuropatías autonómicas deben de ser reportadas a su médico y usualmente requieren consulta con un especialista.

TABLA 20

TRATAMIENTO DE LA NEUROPATÍA DIABÉTICA

Antidepresivos triciclicos (nortriptyline, amytriptiline)	Empezar con dosis de 25 mg. al dormir	Efectos secundarios: efectos anticolinérgicos.[1]
Duloxitene (Cymbalta®)	60 mg. al día	Contraindicado si hay enfermedad del hígado.
Carbamezipine (Tegretol®) [2] Gabapentinm (Neurontin®) Pregabalin (Lyrica®)	200-400mg. dos veces al día 300-1200mg. 3 veces al día 100mg. 3 veces al día	Vigilar efectos secundarios. Los más comunes son: Mareos, sueño, aumento de peso, inestabilidad al caminar, resequedad de la boca, etc.
Capsaicin (Zostrix®) Vitaminas B_6, ácido fólico, y B_{12}	De uso externo Beneficio es variable	Vigilar irritación de la piel

[1]   Los efectos anticolinérgicos incluyen resequedad de la boca, nublazón de la vista corta y dificultades al orinar.
[2]   Puede tener serios efectos secundarios en la médula ósea e hígado.

CONCLUSIÓN

En este manual he tratado de sumarizar información importante sobre la Diabetes Tipo II y su tratamiento. Hemos descrito seis pasos (Tabla 6) necesarios para poder vivir una vida saludable y controlar todos los factores del Síndrome Cardiometabólico.

Cada paciente debe poner estos seis factores en dos categorías: controlado o no controlado. Esto le permite saber dónde hay que poner el esfuerzo para controlar todos los factores y evitar las consecuencias de Diabetes Tipo II. Por ejemplo, si un paciente no fuma, tiene la presión controlada y toma aspirina pero está con sobrepeso (40 lbs. por encima de su peso ideal), tiene el azúcar fuera de control (HbA1c de 9 %) y los lípidos o grasas en la sangre elevados (triglicéridos 250, HDL colesterol 30, LDL colesterol 140, partículas pequeñas de LDL elevadas y partículas grandes de HDL altas), entonces su tabla va a lucir de esta forma:

Controlado	No controlado
No fumo	Peso (Ir a peso ideal)
Presión controlada (130/80 o menos)	Azúcar alta (HbA1c más de 7%)
Tomo aspirina	Colesterol/triglicéridos elevados

Este paciente tiene que comenzar una dieta restringida en calorías y empezar un programa de ejercicio para bajar lentamente 40 lbs. y llegar a su peso ideal. En adición a la dieta, tiene que cambiar su tratamiento para la diabetes dirigido por su médico para reducir su azúcar y lograr bajar su HgbA1c a 7% o menos. Finalmente, de nuevo en conjunto con su médico tiene que iniciar o variar sus medicamentos para rebajar sus lípidos a la normalidad. El gol es poner los 6 parámetros descritos en la columna controlado y mantenerlos ahí.

Es importante enfatizar que esta información debe de educar al paciente pero que las decisiones finales del mejor modo de tratar a cada paciente tiene que tomarlo su médico. Es esta coordinación entre el paciente informado y disciplinado con su médico lo que resultará en un plan apropiado de salud para cada paciente con Diabetes Tipo II.

BIBLIOGRAFÍA SUGERIDA

American Association of Clinical Endocrinologists Medical Guidelines for Clinical Practice for te Management of Diabetes Mellitas, *Endocrine Practice,* Vol 13, Supplement 1, May/June 2007

American Diabetes Association Clinical Practice Recommendations 2010, *Diabetes Care*, Vol 33 Supplement 1, Jan 2010

Current Diabetes Reports, *Current Reports,* Vol 6, No. 5, November 2006.

In The Clinic Type 2 Diabetes, *Annals of Internal Medicine,* Vol 146 No. 1, Itc 1-16, Jan 2007

www.ingramcontent.com/pod-product-compliance
Lightning Source LLC
Chambersburg PA
CBHW072153020426
42334CB00018B/1981